KB114114

경락의 기원

THE ORIGIN OF MERIDIAN

경락의 기원

2017년 7월 20일 초판 1쇄 펴냄

지은이 | 황보연
펴낸이 | 길도형
편집 | 박지윤
디자인 | 우디 크리에이티브스
펴낸 곳 | 타임라인
출판등록 | 제406-2007-000061호
주소 | 경기도 파주시 회동길 445-4 301호
전화 | 031-8071-8667 팩스/ 031-8071-8668
E-mail | jhanulso@hanmail.net

ISBN 978-89-94627-62-5 93510

국립중앙도서관 출판예정도서목록(CIP)

경락의 기원 / 지은이: 황보연. -- 파주 : 타임라인, 2017
p. ; cm

참고문헌 수록
ISBN 978-89-94627-62-5 93510 : ₩15000

경락(한의학)[經絡]

519.91-KDC6
615.892-DDC23 CIP2017016693

경락의 기원

THE ORIGIN OF MERIDIAN

황보연 지음

들어가는 글

이 책은 한의학 전공자를 비롯해서 한의대 진학을 원하거나 한의학에 관심이 있는 일반인들을 위한 책입니다. 가능한 한 한문을 배제하고 한글로만 표현하려고 노력했지만, 불가피하게 쓴 한문은 괄호로 한글 번역했습니다.

한의학, 특히 침구학에서 중요한 개념인 경락의 실체에 관하여 지금까지의 연구는 존재함을 증명하려고 하였으나 현재까지 실체라는 증거를 내놓지 못하고 있습니다.

그래서 역으로 경락이 실체가 아닐 수 있다는 전제하에 그럼 어떻게 이 개념이 만들어졌는지 문헌적으로 고찰하고 추론하면서 경락은 실존이 아닌 설명 체계임을 주장하게 되었습니다. 이 책의 전반부는 경락에 관한 그런 과정을 실었습니다.

후반부는 한의학 이론에 쓰이는 용어나 개념들이 현대에도 유용한가에 대한 의심과 그럼에도 그런 이론들이 어디서 왔으며 어떤 의미인지를 주역 괘상도를 통해서 설명하고자 했습니다.

특별히 오행 이론에 관하여 목화토금수 배속이 황제내경 이전 시대까지 일정하지 않았음과 그 배속 원리를 밝히면서 더 이상 유효하지 않은 이론임을 주장하고자 했습니다.

기존의 고정된 틀을 깨고 새로운 체계의 한의학이 세워지길 고대하면서….

2017년 7월

황보연

목차

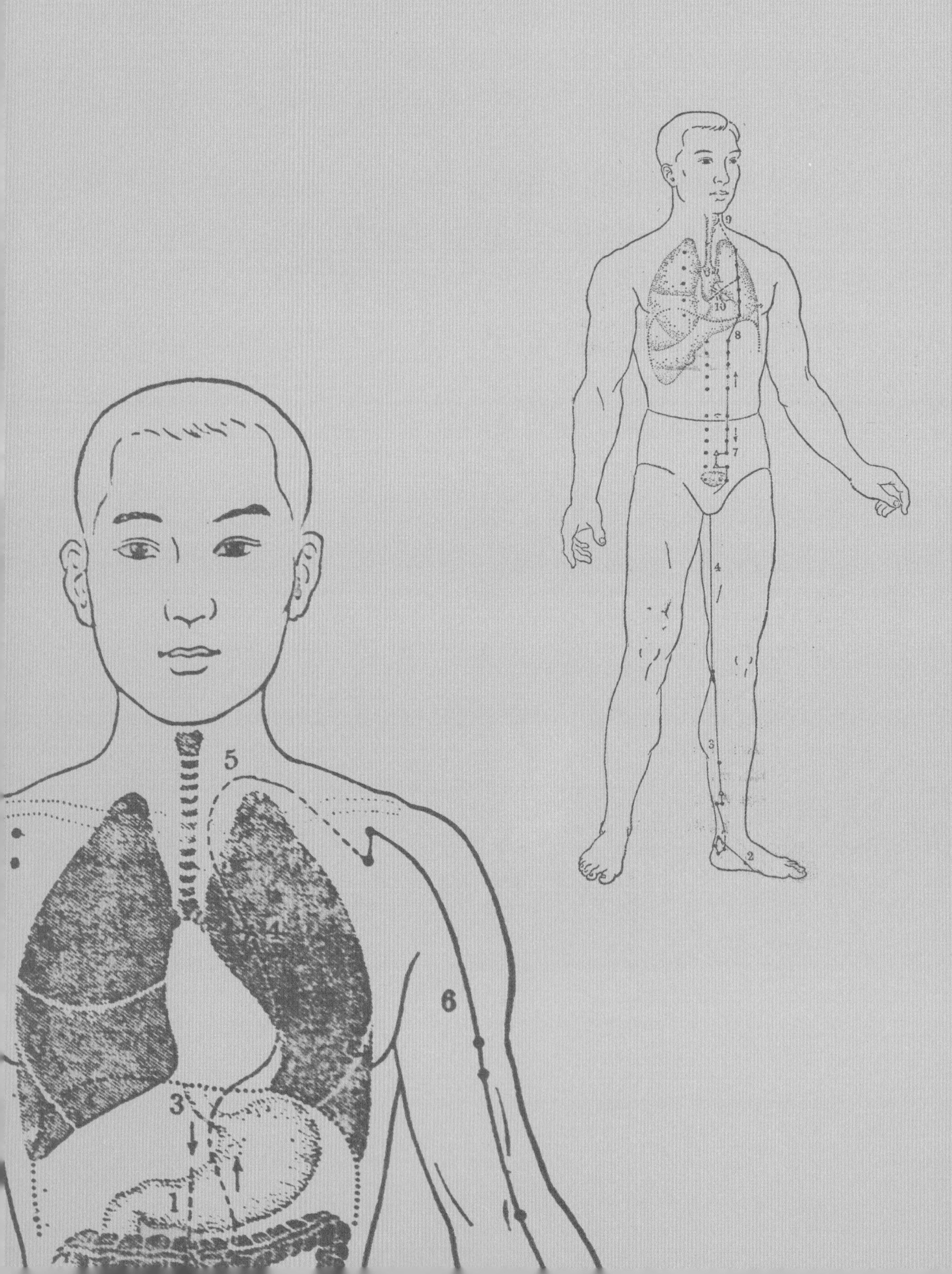

9
10
8
7
4
3
2
5
6
3
1

경락

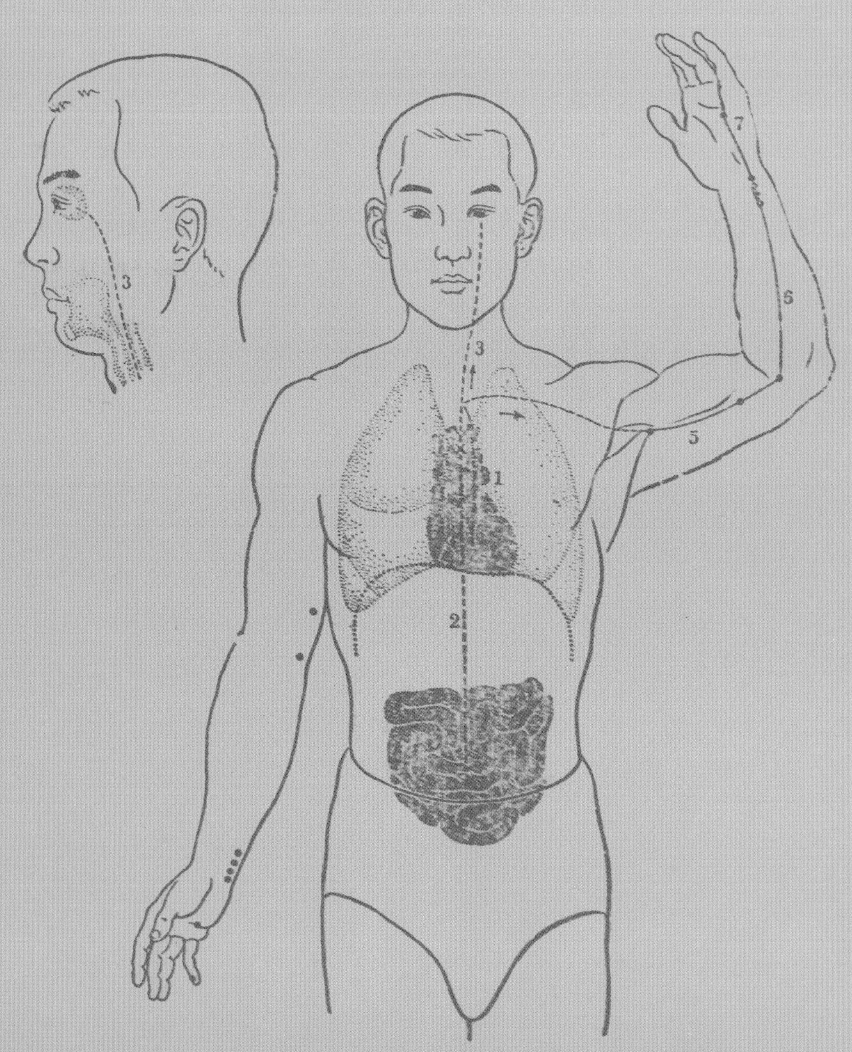

1. 경락이란 설명 체계인가? 실존인가?

실존이라고 주장하는 바에 의하면 현재까지 과학적으로 발견이 되지 않았지만, 경락이란 경혈이라는 혈자리를 제공해 주고 침이나 뜸을 떠서 원하는 치료 목적을 이루어 내기 때문에 분명 존재한다는 것이다.

그런데 현대 의학적으로 그것이 해부학적으로든 조직학적으로든 왜 발견이 되지 않는 것일까? 현대 의학의 놀라운 발전에도 불구하고 단지 아직 발견하지 못했을 뿐, 언젠가는 새로운 방법에 의해서 발견되어질 수 있는 것일까?

최소 기원전 168년 전부터 경락이라는 개념이 성립된 것으로 보이는데 2천 년이 지나는 동안 그것이 하나의 이론적 체계로 성립되어 온 과정을 알 수 없다는 거야말로 경락의 성격 규정을 어렵게 하는 요인인 것이다.

기원전 168년에 매장된 것으로 추정되는 마왕퇴묘의 발굴에 힘입어 기존의 경락이라는 것이 경혈의 경험적 발견 이후 계통적으로 묶어서 경락 이론으로 발전했다는 주장은 설자리를 잃었다.

마왕퇴묘에서 발견된 음양11맥구경과 족비11맥구경에 의하면 경험에 의해 혈자리를 발견하고 이것을 계통적으로 묶어서 경락으로 발전시켜 왔을 거라는 일반론이 무너지고, 경락이라는 라인이 먼저 성립되고 그 이후 경혈이 성립되었다는 사실은 경락에 대한 기존의 이해에 대한 재고가 필요함을 암시한다고 할 수 있다.

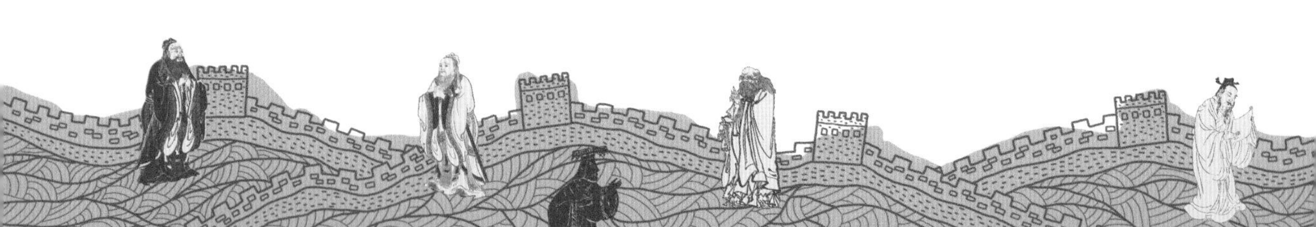

한의대 침구학 교재에는 12경락과 기경8맥 중 임, 독맥 2가지를 묶어서 14경락이 순환하는 구조로 경락의 구성이 되어 있다. 이른바 주류적인 경락의 개념이라 할 수 있다. 그런데 우리는 수지침이라고 해서 경락 이론과 다른 손바닥과 손가락에만 놓는 침법이 일반 대중한테까지 널리 쓰이고 있음을 알고 있다. 그뿐 아니라 귀에만 놓는 이침법이 있고, 발에만 놓는 족침법도 있다. 심지어 상하지에 존재하는 혈자리임에도 기존 경락 이론과 전혀 상관없이 경혈자리가 구성된 동씨침법도 있다.

12경락이라는 것이 실재한다면 어떻게 12경락과 상관없는 침법들이 효과를 발휘할 수 있단 말인가? 다시 말하면 경락의 실재를 주장하는 바처럼

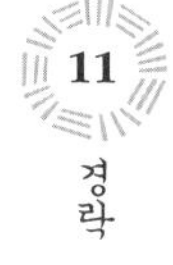

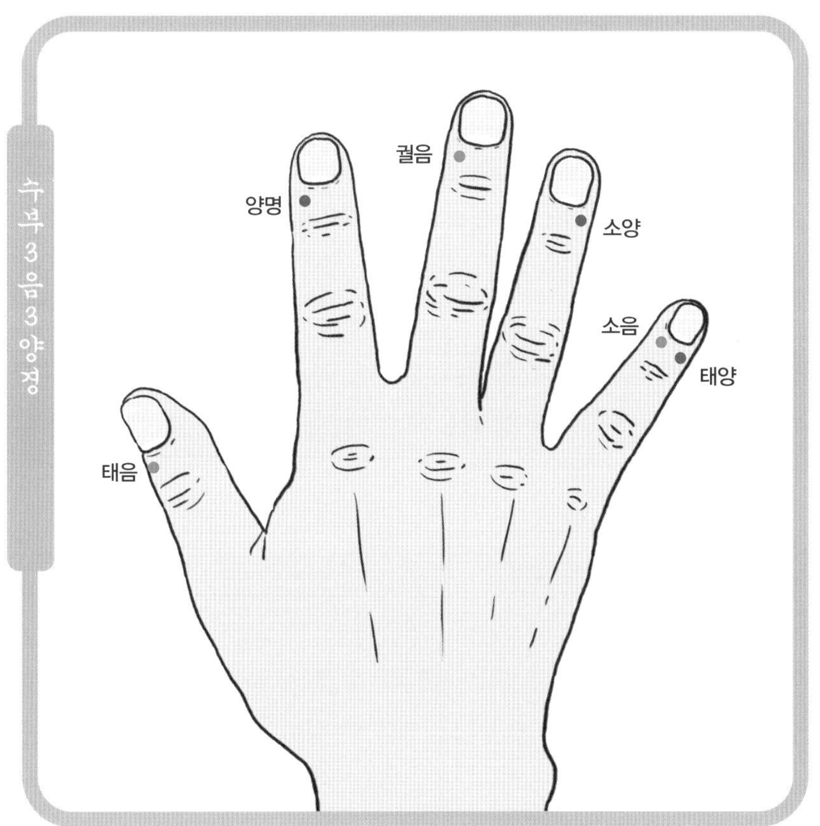

경혈에 자극을 주어 효과를 발휘한다고 해서 경락이 있다고 말할 수 있는 증거는 아니라는 것이다.

그런데 12경락의 유주를 보면 이것이 단순히 어떤 이론으로만 만들어지지 않았음을 금방 알 수 있는 점들이 있다. 즉 손발에 배속된 3음3양경을 단순히 기계적으로 배속했다면 현재의 경락 배속이 나올 수가 없을 점들이 있다는 말이다. 예를 들면,

앞 페이지 그림 ▲

음경은 태음 궐음 소음 모두 내측에 있으므로 어떤 의미의 기계적 배속이라 할 수 있다.

양경을 보면 바깥쪽부터 태양, 소양, 양명으로 배속되어 있음을 볼 수 있다. 태양과 소양은 손톱 아래 바깥쪽에 위치하는 것을 볼 수 있고, 양명만 손톱 아래 안쪽에 자리하고 있음을 볼 수 있다. 만약 최초의 경락 발견자가 어떤 원리에 의해 기계적 배속을 했다면 굳이 양명경의 상양혈을 손톱 아래 내측에 배치할 이유가 없었을 것이다. 이것이 바로 경락이 바로 '구체적인 무엇' 이라는 첫 번째 증거라 할 수 있다.

발에서는 더욱 특이하다. 족배는 양이고, 족저는 음에 해당하는데 족궐음간경은 정혈이 족배쪽 무지발톱 바깥쪽에서 시작하여 족배를 지난다는 점이다.

오른쪽 족궐음간경 라인 ▶

이것은 경락의 원리가 단순히 이론적으로 꿰어 맞춘 것이 아닌, '구체적인 무엇이 있다' 는 두 번째 증거라고 해야 할 것이다.

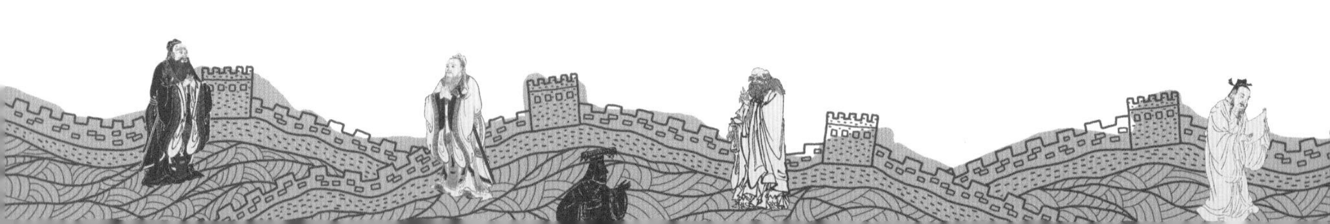

족궐음간경 라인

1
2
3
4
5
6
7
8
9
10
11
12

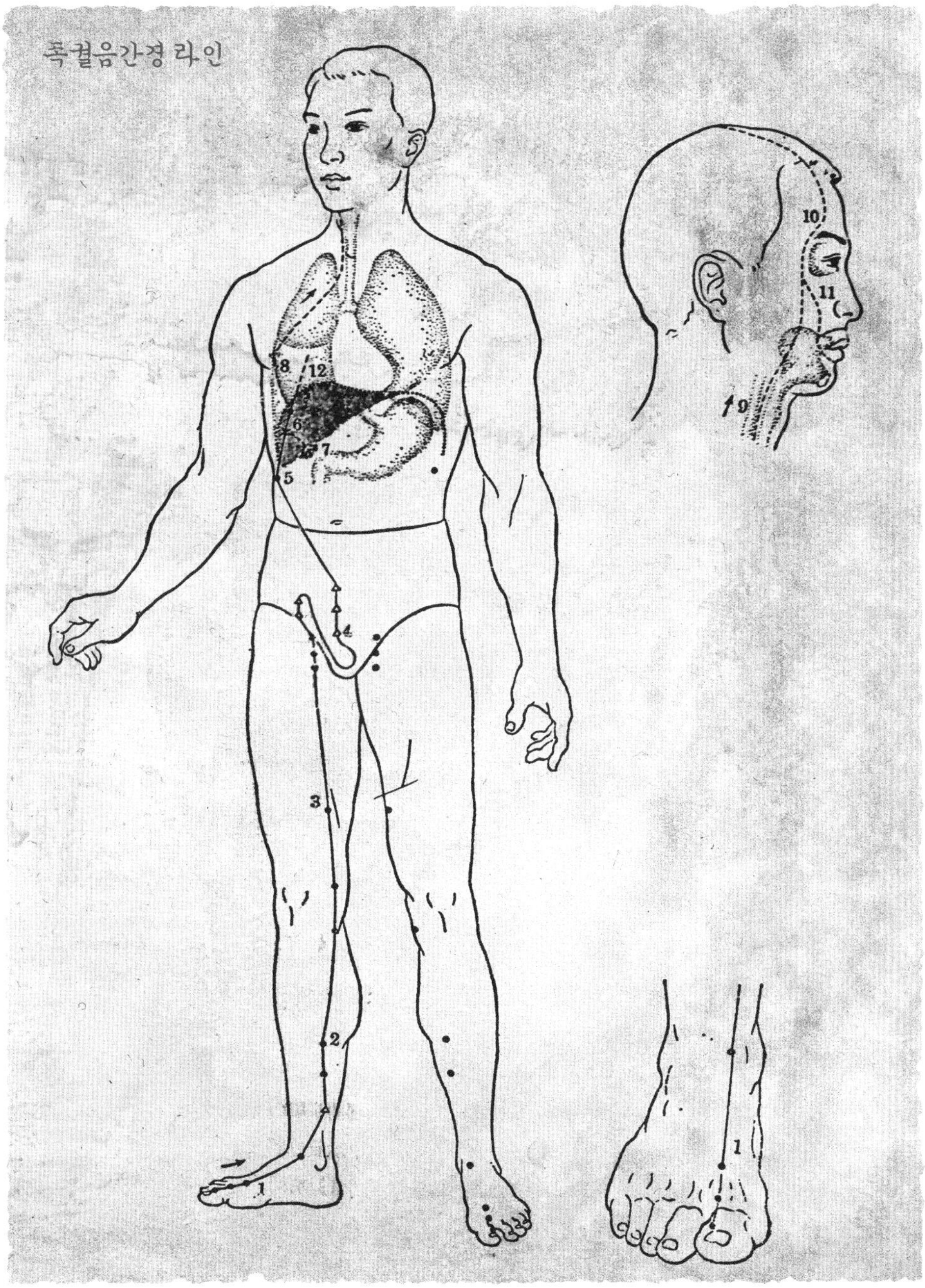

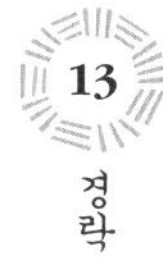

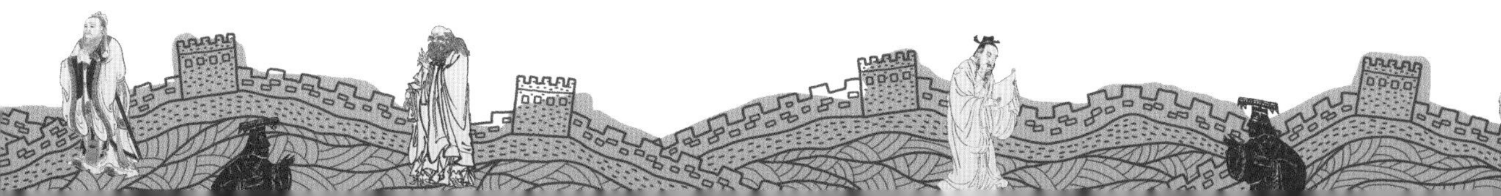

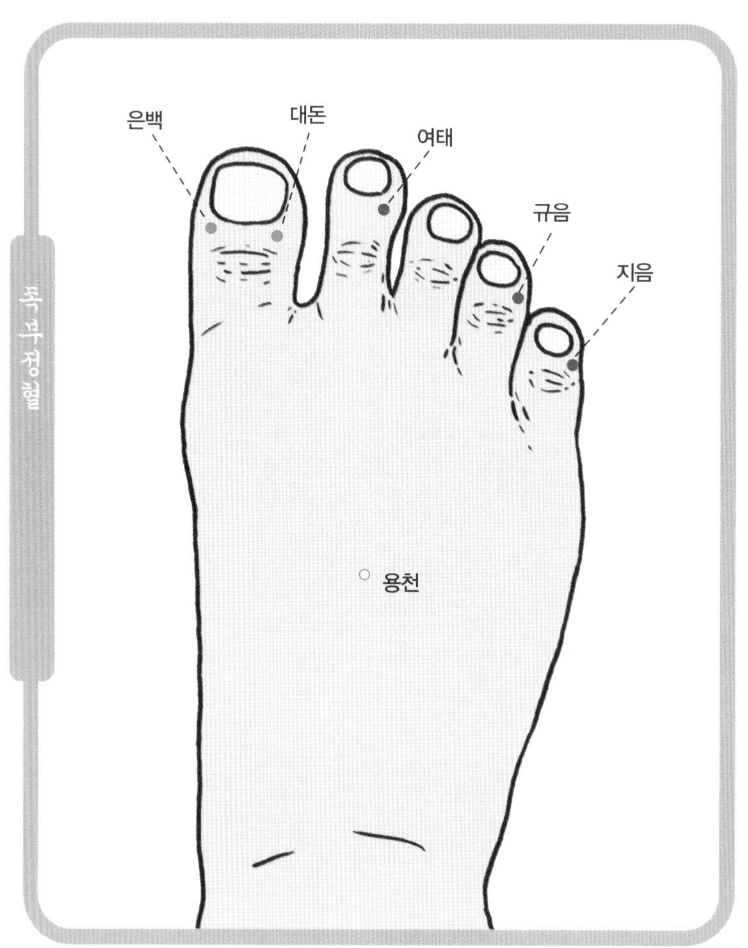

족부정혈 그림 ▲

세 번째 증거는 족소음신경에서 족내과를 한 바퀴 돌고 상승하는데, '구체적인 그 무엇' 이 아니라면 굳이 족내과를 한 바퀴 돌면서 상승한다고 그렸을 이유가 없기 때문이다. 이것은 인간의 족저근막이 웬만해서는 인장감을 느끼지 못하기 때문에 사지첨 자세에서 인장감을 느끼게 하려는 의도에서 발목을 회전하는 동작을 해야만 인장감이 나타나는 것을 표현한 그림으로 보인다.

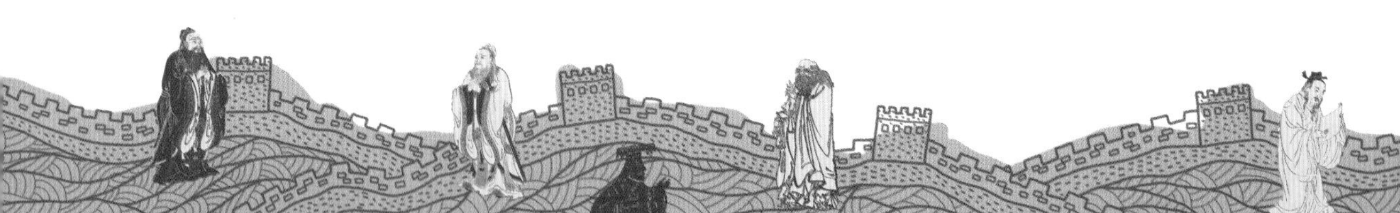

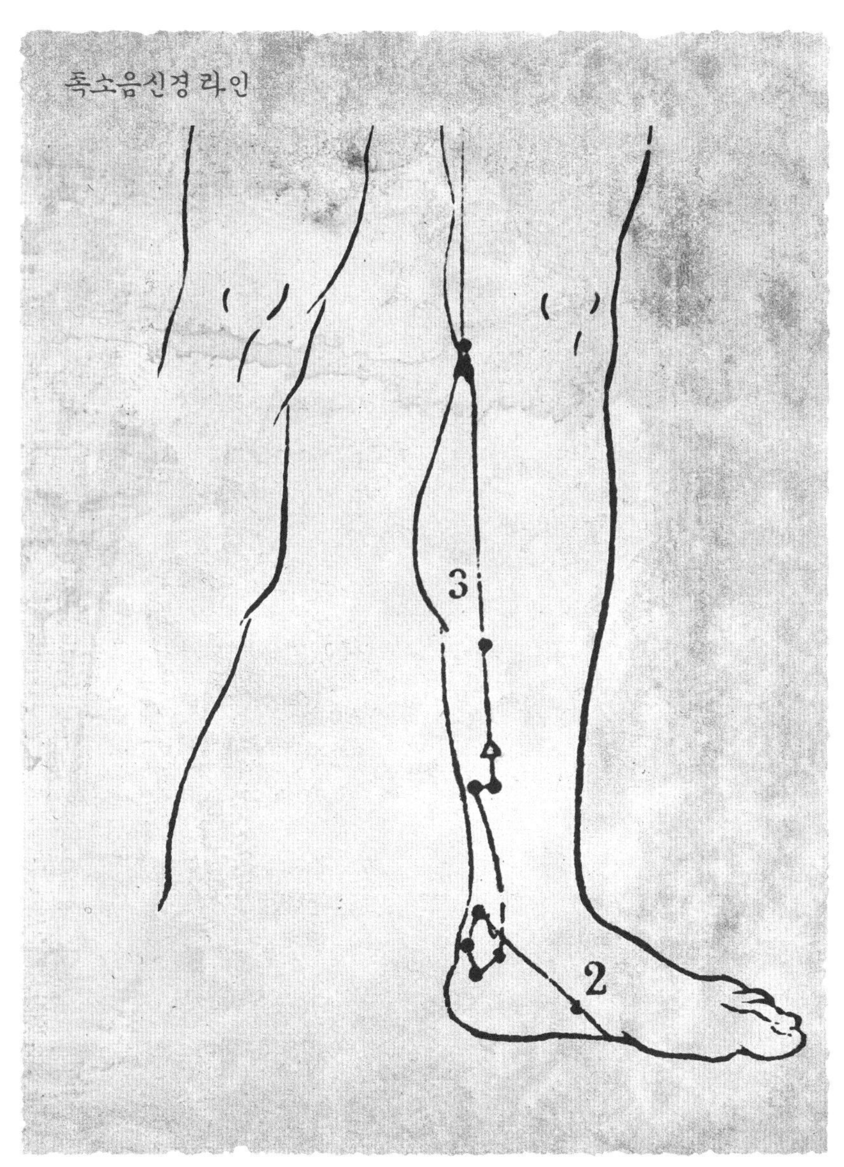

족소음신경 라인 ▲

네 번째 증거는 족태양방광경이 오금에서부터 두 라인으로 되어 있다는 점이다. 단순히 이론적인 라인이라면 굳이 두 개 라인으로 그릴 필요가 없

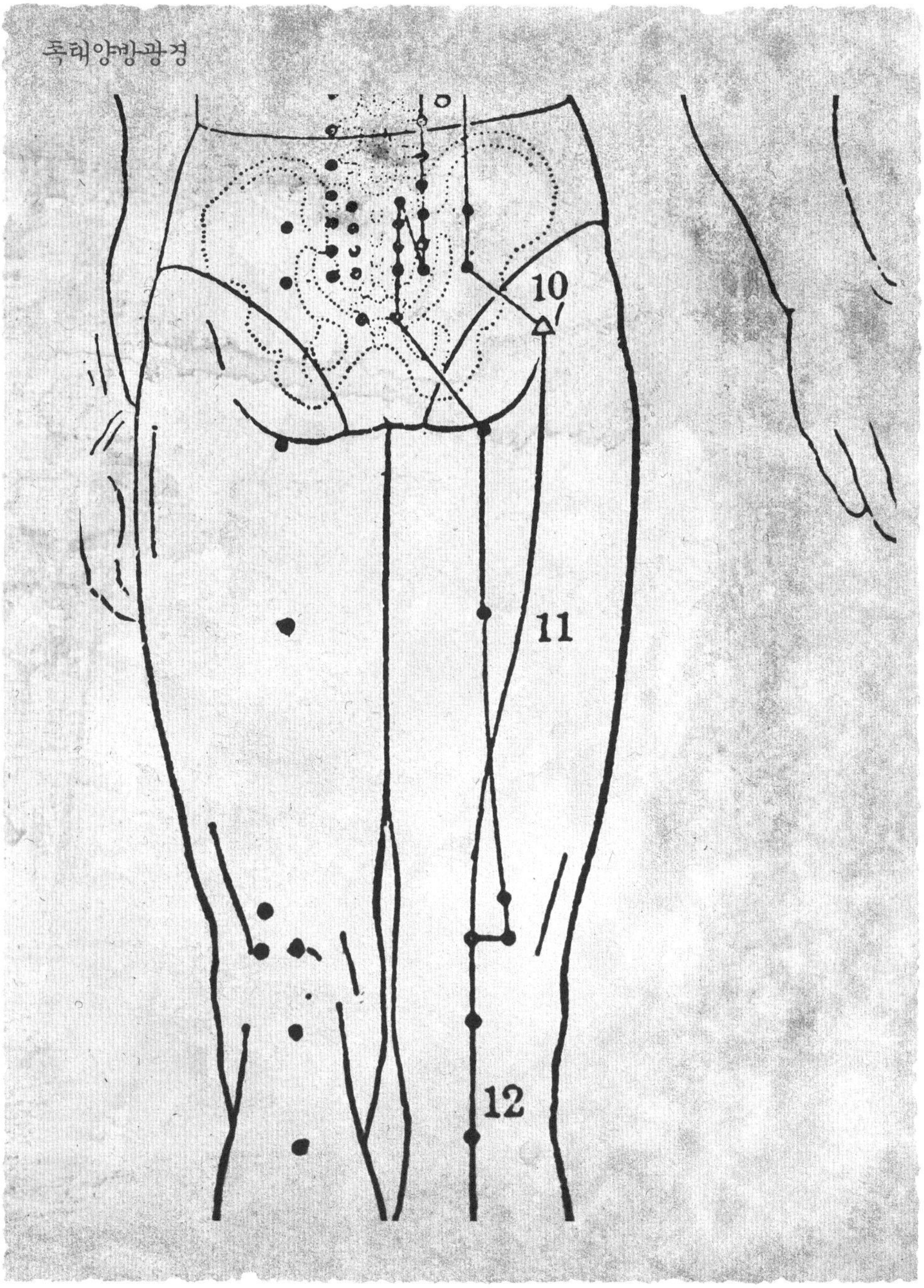

족태양방광경

10

11

12

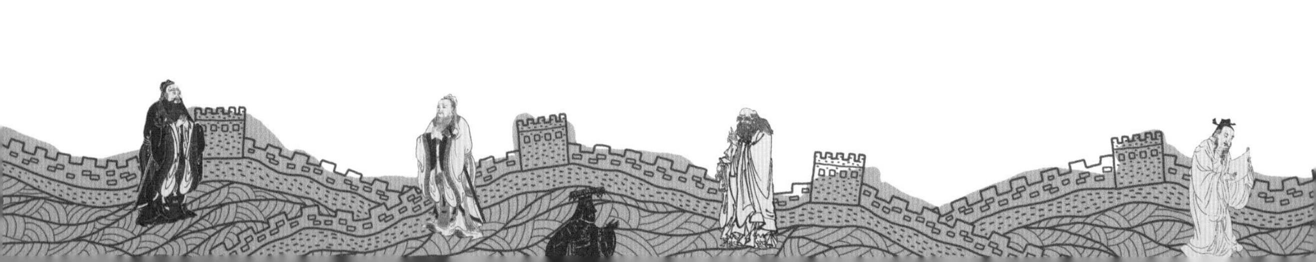

을 것이다.

사지첨 자세를 취할 때 오금에서 두 개의 라인이 느껴진다는 실험자의 표현을 들을 수 있었는데(실험 참가자 3인; 36세 철인 3종 경기 선수, 38세 헬스 트레이너, 30세 헬스 트레이너 중 철인 3종 경기 선수 1명은 인지 반응, 2명은 인지 반응 없음), 이는 대퇴이두근의 장두와 단두에 가해지는 벡터 vector 값이 두 벡터로 나뉨을 두 개의 라인으로 표현한 것으로 보인다.

◀ 왼쪽 족태양방광경 라인

'구체적인 그 무엇' 이란 실제 경험을 말하는 것인데 시각 청각 후각 미각적 감각이 아닌 촉각적인 감각을 통한 인지함을 뜻한다. 경락, 특히 체표경락은 피부에 표시한 라인에서 보듯 현대 의학적으로 보면 일반 감각 중 촉각에 의한 인지로 보인다.

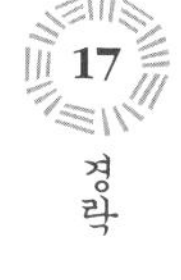

흔히 경락이라고 하면 12정경을 말하지만 기경8맥도 경락이다. 여기에서 숫자는 차치해 두고 '정경' 과 '기경' 중심으로 알아보도록 하자. 정경은 주류 이론이라고 말할 수 있고, 기경은 비주류 이론이라 말할 수 있을 것이다. 다시 말하면 정경의 이론 형성과 기경의 이론 형성이 각기 다르게 이루어졌고, 어느 시점에 두 개의 상충하는 이론이 보합되었다고 보면 된다. 또한 정경의 유주만 놓고 보아도 학부에서 배운 것처럼 음경은 상승하고 양경은 하강하면서 수태음폐경부터 시작하여 족궐음간경으로 끝난다는 주장만 있는 것도 아니다.

황제내경을 보면 문헌적으로 다음과 같다.

즉, 황제내경 시대(여기서는 황제내경이 등장한 전국시대 말부터 진한시대까지) 혹은 그 이전 시대에 최소한 기의 흐름에 대한 두 가지 이상의 학설이 있었다는 것이다. 순환론적인 관점으로 서술한 대표적인 영추의 편은 4

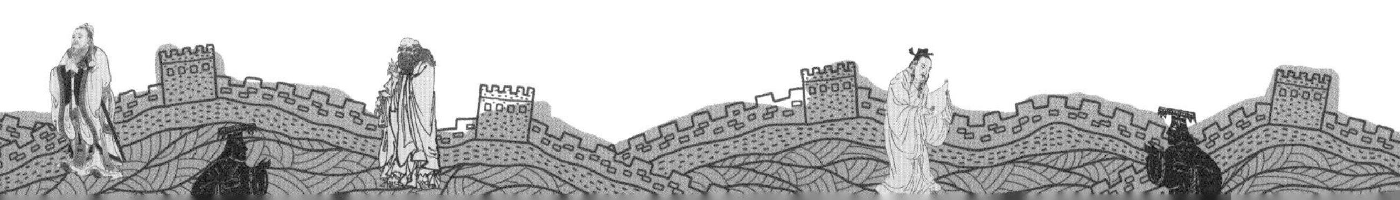

편 사기장부병형邪氣臧府病形, 10편 경맥經脈, 12편 경수經水, 38편 역순비수逆順肥瘦 등이다.

영추 4편 사기장부병형에서는 다음과 같이 설명하고 있다.

'위아래가 서로 만나고(상하상회上下相會), 경락이 서로 연결되는 것이(경락지상관經絡之相貫), 끊김이 없는 고리와 같다(여환무단如環無斷).'

영추 10편 경맥에서는 다음과 같이 설명한다.

'수태음폐경은(폐수태음지맥肺手太陰之脈), 중초에서 기시하여(기어중초起於中焦) ……. (중략) …… 엄지손가락 끝으로 나온다(출대지지단出大指之端).'

영추 11편 경근 경맥 편에 이어 순환론을 견지한다.

영추 12편 경수 경맥 편에 이어 순환론을 견지한다

영추 38편 역순비수에는 이렇게 나온다.

'기백이 이르기를, 수의 3음경은 장으로부터 수부로 유주하고 수의 3양경은 수부로부터 머리로 유주한다(기백왈岐伯曰, 수지삼음手之三陰 종장주수從臟走手, 수지삼양手之三陽 종수주두從手走頭.'

향심론에 근거하여 서술한 편은 소문 6편 음양이합론陰陽離合論, 2편 본수本輸, 5편 근결根結, 13편 경근經筋 등을 들 수 있다.

소문 6편 음양이합론의 핵심은 다음과 같다.

태양근기어지음太陽根起於至陰(족태양경은 지음혈에서 기시한다).

양명근기어여태陽明根起於여태(족양명경은 여태혈에서 기시한다).

소양근기어규음小陽根起於竅陰(족소양경은 규음혈에서 기시한다).

태음근기어은백太陰根起於隱白(족태음경은 은백혈에서 기시한다).

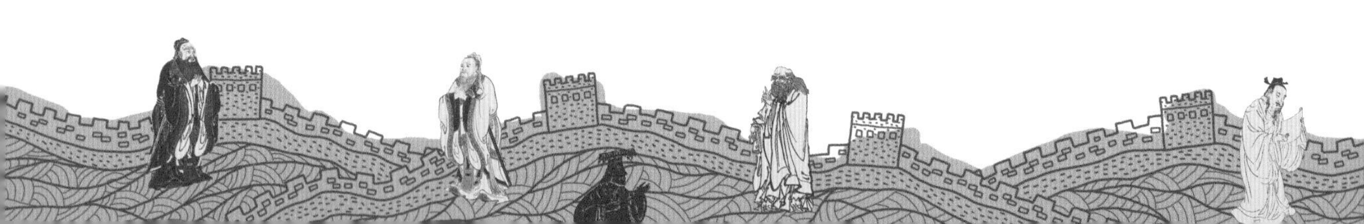

소음근기어용천少陰根起於涌泉(족소음경은 용천혈에서 기시한다).

궐음근기어대돈厥陰根起於大敦(족궐음경은 대돈혈에서 기시한다).

영추 2편 본수에서는 이렇게 설명한다.

'폐경은 소상혈에서 기시하고 소상혈은 엄지손가락 끝 안쪽이다(폐경어소상肺出於小商, 소상자小商者, 수대지단내측야手大指端內側也, 위정목爲井木).'

영추 5편 근결에서의 설명은 다음과 같다.

'족태양경은 지음혈에서 시작하여 명문에서 끝난다. 명문이란 눈이다(태양근어지음太陽根於至陰, 결어명문結於命門. 명문자목야命門者目也).'

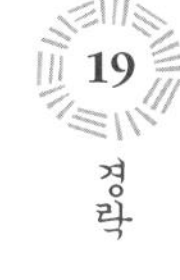

영추 13편 경근에서는 이렇게 설명한다.

'족태양경근은 족소지에서 시작한다(족태양지근足太陽之筋, 기어족소지起於足小趾).'

제3의 설은 9편 종시終始에 나온다.

'음은 장을 주관하고 장은 부를 주관하니 양은 사지에서부터 기를 받고 음은 오장으로부터 기를 받는다(음자주장陰者主臟, 양자주부陽者主腑, 양수기어사말陽受氣於四末, 음수기어오장陰受氣於五臟).'

위의 설명들을 그림으로 나타내면 다음과 같다.

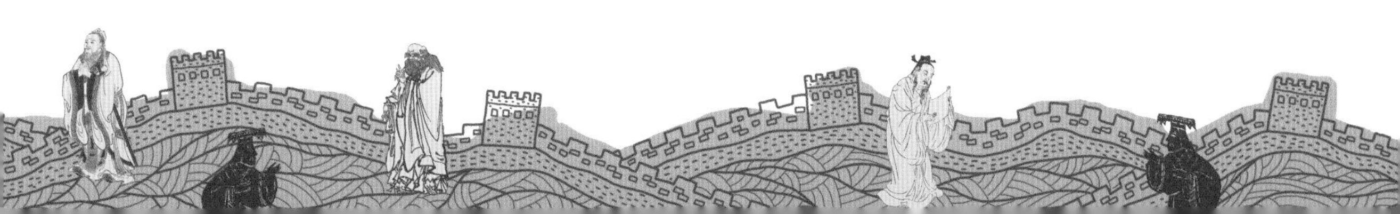

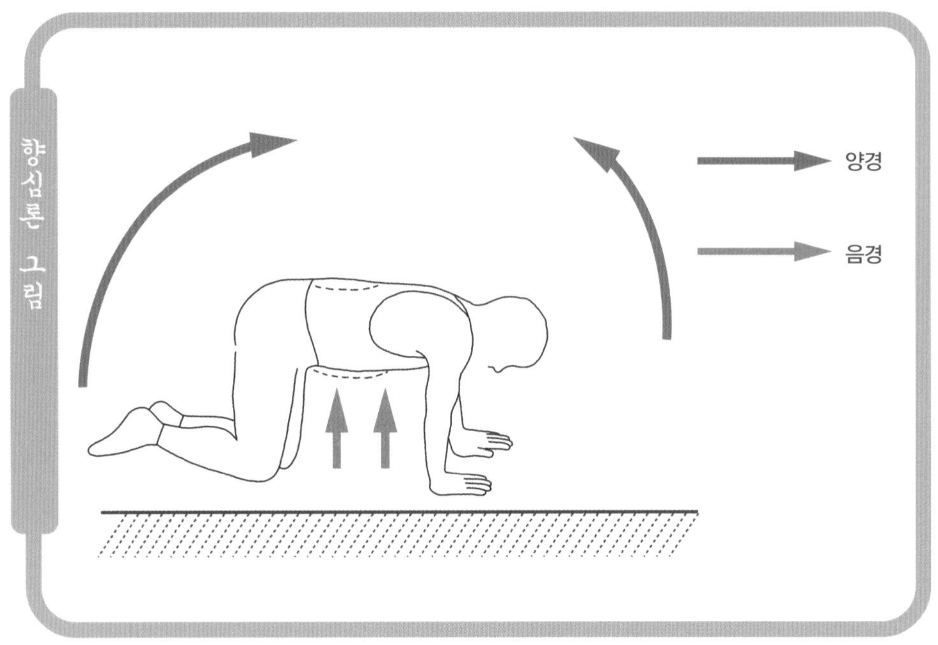
향심론 그림
양경
음경

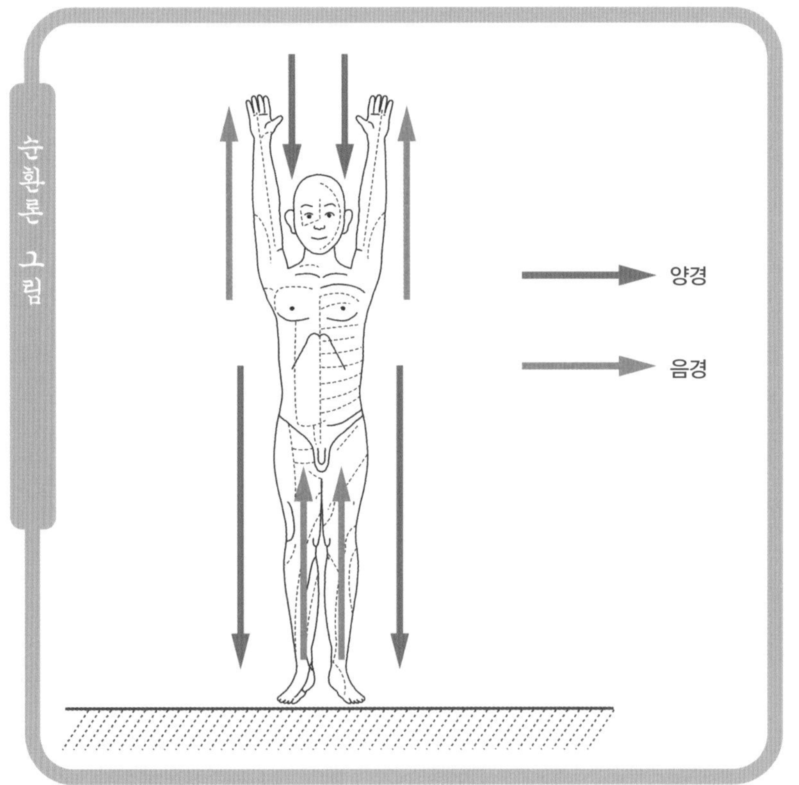
순환론 그림
양경
음경

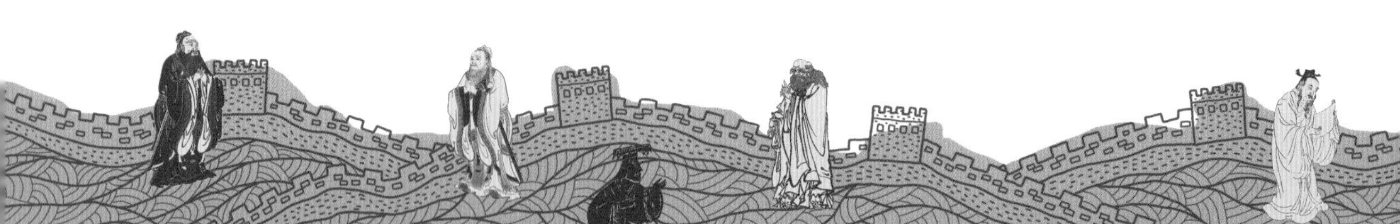

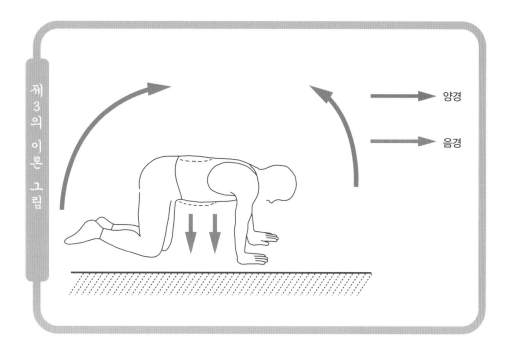

제3의 이론 그림

양경

음경

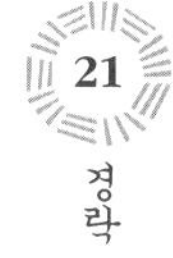

여기서 흥미로우면서도 주목해야 할 점은 황제와 제자의 문답으로 구성된 영추에서 순환론은 제자로 설정된 사람이 뇌공이라는 것이고, 향심론으로 설명된 부분은 뇌공을 제외한 기백과 백고 등이 제자로 설정되었다는 점이다. 또 하나 순환론을 언급한 부분은 뇌공과 황제와의 대화에서 황제가 묻고 뇌공이 답하는 식이지만, 향심론을 언급한 부분은 기백을 비롯한 제자들이 묻고 황제가 답하고 있다는 점을 주목해야 한다.

이런 부분은 귀유구가 나오는 소문에서 대론 7권을 왕빙이 추가했다는 점을 보면 시사하는 바가 크다고 하겠다. 즉 최소한 두 가지 이상의 학파가 존재했었다는 간접 증거라고 볼 수 있을 것이다.

경락에는 12정경과 기경8맥이 있다

12라는 숫자는 수족 3음3양에서 온 것이고, 숫자 8은 8괘에서 온 것으로

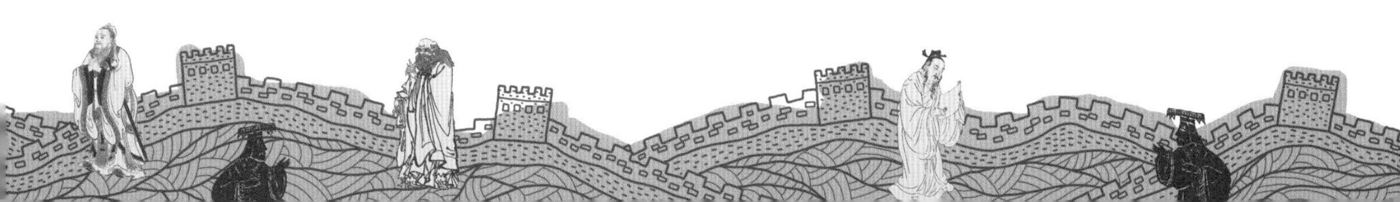

보인다. '정경' 이라는 함은 주류 학파에서 주장한 이론이라는 말이고, '기경' 이라는 것은 비주류 학파에서 주장한 이론을 뜻한다. 황제내경을 포함해서 전통 의서에서는 대부분 정경만을 이야기하고 기경은 극히 일부분만 언급된다.

대학 학부 과정에서 가르치는 정경은 '음경은 상승하고 양경은 하강하면서 수태음폐경부터 족궐음간경까지 순환한다' 는 내용까지가 사실상 전부라고 할 수 있다. 앞에서 이야기한 경락 순환론의 주장과 동일하다.

기경은 정경과는 다른 체계라는 말이다. 경락의 흐름은 순환론에서 말하는 것처럼 본질적으로 음경은 상승하고 양경은 하강해야 하는데, 음경 양경 모두 상승하니 기이하다 해서 기경이라고 설명하기도 한다.

한의학에서는 12정경이 주류이지만, 무협지에는 기경팔맥이 주류를 이룬다. 웃자고 하는 말이 아니라 불교를 비롯한 거기에서 파생한 밀교, 그리고 인도의 수행자들까지도 모두 기경 중 임, 독, 충맥 라인과 유사한 흐름을 인지하고 있음을 알 수 있다. 단지 그에 대한 용어만 서로 달리 부를 뿐인 것이다.

예를 들면 인도 요가에 '차크라' 라는 개념이 있다. 차크라는 쿤달리니, 즉 깨어나지 않는 우주 에너지의 상승 경로를 뜻하는 산스크리티어로 결가부좌 좌선 시 인간의 몸에서 느껴지는 일곱 단계의 상승 매듭 또는 협소한 통로라고 보면 된다. 이 차크라의 일곱 단계는 다음과 같다.

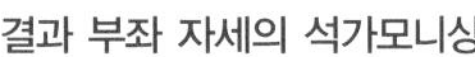
결과 부좌 자세의 석가모니상

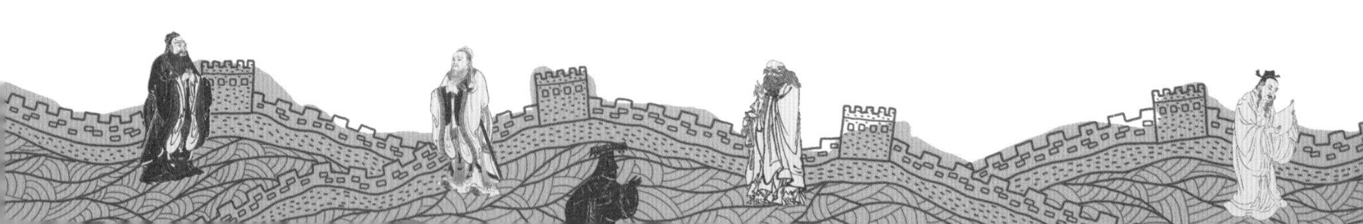

첫 번째 차크라는 척추 아래 회음 부위에 있으며 생존이며 공포를 간직한다.

두 번재 차크라는 하복부 단전에 있으며 기쁨이며 죄책감을 간직한다.

세 번째 차크라는 위장에 위치하며 의지력이며 수치를 간직한다.

네 번째 차크라는 심장에 위치하며 사랑이며 슬픔과 고통을 간직한다.

다섯 번째 차크라는 목에 위치하며 거짓말을 간직한다.

여섯 번째 차크라는 이마 정중앙에 위치하며 통찰력이며 분리되어 있다는 착각을 간직한다.

일곱 번째 차크라는 생각이며 정수리에 위치하며 우주의 에너지이며 애착을 간직한다.

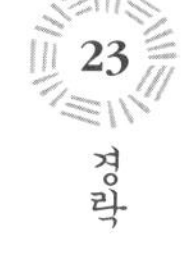

『우파니사드』에 따르면 '수행을 통해 각성된 쿤달리니는 에너지의 마디에 각인된 일곱 차크라를 차례대로 경유하여 마지막 최고의 상승 단계에 이르러 형언할 수 없는 기쁨 속에서 우주의식과의 합일을 이룬다' 고 한다. 쿤달리니의 잠자는 힘을 일깨워 그것을 차차 보다 높은 단계로 이끌어 냄으로써 에너지체가 완전한 균형 상태에 이르게 된다는 것이다.

인도의 요가에서 말하는 차크라 역시 결가부좌 수행에서 느껴지는 구체적인 감각을 말하는 것으로, 한의학에서 말하는 충맥, 독맥과 비슷한 개념이라고 할 수 있다.

유교에서도 사대부들이 기본적으로 좌선의 자세를 취하여 공부하고, 밀교에서도 좌선 수행을 통해서 비슷한 라인들이 인지된다.(『정좌수행의 이론과 실재』 중) 즉, 기경이라는 것은 정좌수행 시에 느껴지는 반중력 라인을 인체의 일반 감각을 통해서 뇌에서 인지하는 라인으로 보인다.

이제 다시 한 번 12정경에 대해서 살펴보자.

황제내경 시대에는 문헌적으로 봤을 때 경락순환론과 경락향심론 두 가

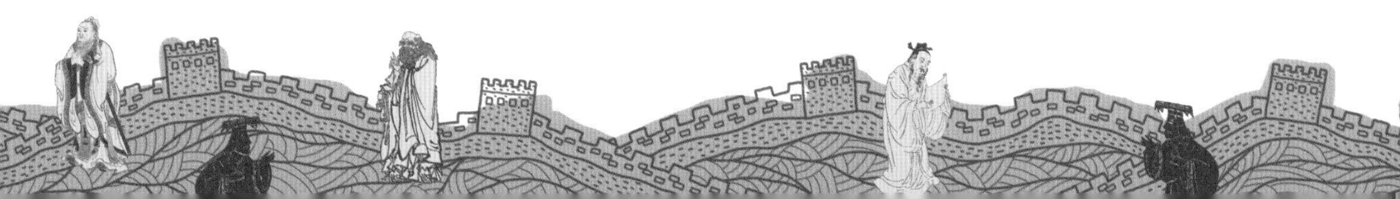

지 이론이 있었음을 알 수 있다. 경락향심론은 의학적으로 장부와 생리 병리를 설명할 수 없는 초보적인 이론으로서, 의학의 발전에 따라 장부와 생리 병리를 설명할 수 있는 경락순환론이 후대에 등장하여 경쟁하면서 경락순환론이 주류로 정착한 것으로 보인다.

이제 경락향심론의 문헌적 증거들을 더 살펴보자. 그 중 우선 꼽을 수 있는 것이 오수혈이다. 오수혈은 12경락 중 다섯 개의 정, 형, 수, 경, 합 혈인데 오행상생과 상극이 이론이 덧씌워지기 전에는 모두 정, 형, 수, 경, 합으로 같다.

정, 형, 수, 경, 합은 12정경의 유래를 밝히는 단서이자 핵심이다. 정, 형, 수, 경, 합의 배속은 매우 단순하다. 음경인지 양경인지에 따른 구분이 전혀 없다. 수경이든 족경이든 음경이든 양경이든 손끝과 발끝에서 시작하여 주슬 관절에서 끝난다.

정井은 우물, 즉 샘을 뜻한다.

형滎은 작은 물줄기, 즉 도랑을 뜻한다.

수輸는 중간 물줄기, 즉 개울을 뜻한다.

경經은 큰 물줄기, 즉 강을 뜻한다.

합合은 물줄기들이 합해지는 것을 뜻한다.

정, 형, 수, 경, 합의 취상은 기氣가 샘물에서 솟아올라 개울로 강으로 바다로 흘러가는 취상이다. 이것은 사지첨자세에서 손끝 발끝에서 주슬관절까지 올라오는 느낌(인장감)과 일치한다. 정, 형, 수, 경, 합은 이렇게 경락의 유래를 찾아가는 비밀 통로였던 것이다.

기공 수련자가 처음에는 엄지손가락으로만 엎드려뻗쳐 자세를 취하다가 경락 라인 12개가 한 개씩 용이한 것부터 경우의 수를 늘렸을 것으로 보인다. 이때 느껴지는 감각이 오수혈의 기초가 되는 경락의 인지 과정이고, 처

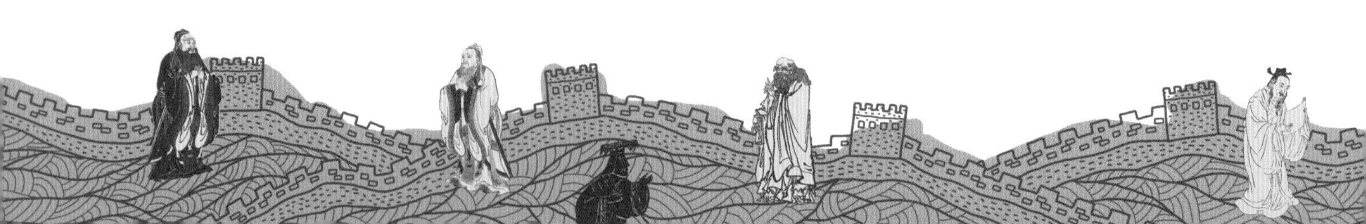

음에는 의학과 상관이 없는 단순한 인지 라인이었으나 그 감각을 기氣라고 인식함으로써 어느 순간부터 의학의 영역으로 넘어온 것으로 봐야 한다. 의학으로 넘어오는 과정에서 당시의 학문적 권위를 가진 문왕팔괘도라는 도구를 통해서 명칭을 부여하고 경혈에 대한 임상 경험에 이르기까지 축적의 과정으로 이해해야 한다는 것이다. 따라서 최소한 이 경락의 흐름에 대한 인지는 매우 구체적인 감각 가운데 하나인 촉각을 통해서 인지되었을 거란 점이 저자의 생각이다. 정좌수행을 통해서 반중력 라인을 인식했던 것처럼 말이다.

이 기공 자세는 네 발로 기는 어린아이나 동물의 자세로부터 취상한 것으로서 이 자세에서 사지말단으로부터 체간으로 올라오는 느낌(일반 감각 중 촉각)을 표현한 것을 인간이 지기地氣를 받는 것으로 이해했고, 이것이 바로 황제내경 시대에 경락을 인지한 최초의 기공 수련자가 12정경을 인지하는 과정으로 보인다.

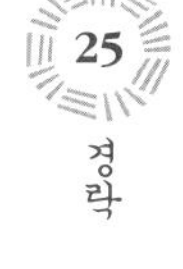

이것에 대한 증거가 바로 정, 형, 수, 경, 합이고 근결 편 등에서 말하는 향심론의 실체인 것이다. 한의학에 대한 기본 이해가 없는 건장한 사람을 대상으로 일정 조건을 주면, 유의미한 경락 라인 11개 내외를 자신의 몸에 그려 낼 수 있다.

주슬 관절 이하에서는 유의미하게 경락의 유주流注와 일치하는 것을 관찰할 수 있다. 만약에 9를 중시하는 9장론만 있어서 9개의 경락이 필요했다면 9개의 라인만 살아남았을 것이고, 20개의 이론이 있다면 20개의 라인까지도 만들어졌을 것이다.

최초의 수행자들의 기공수행 기준에 의하여 초기에는 12개가 아닌 11개의 라인이 만들어졌고, 따라서 3음3양 이론에 의한 배속에 어려움이 있었던 것으로 보인다. 예를 들면 수장측 2개의 라인에 3음을 어떻게 배속할지부터 문제가 됐을 것으로 보인다. 2개 라인이므로 궐음 명칭이 빠지고 현재

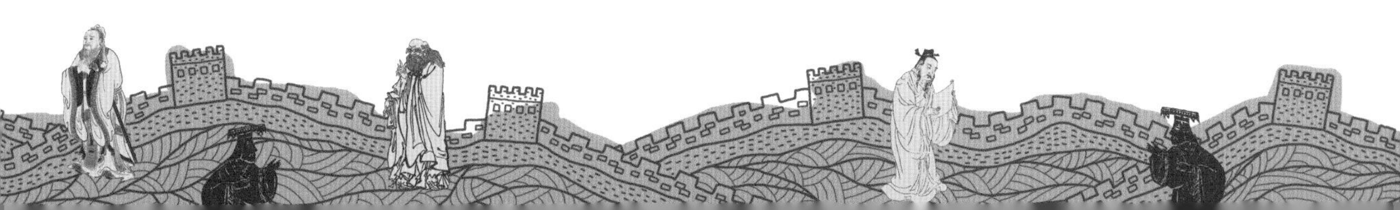

의 수궐음은 수소음이나 수소음심주로 불리게 되었다. 이후 현재의 수소음 라인이 인위적으로 만들어지고, 3라인에 3음이 다시 배속되는 과정을 겪었던 것으로 보인다.

현재의 수소음심경 라인은 사지첨자세를 취했을 때 경락 라인이 인지되지 않는다. 또한 족부의 경우 사지첨자세를 취했을 때 족저에서는 한 개의 라인만 있게 되기 때문에 어쩔 수 없이 궐음경이 엄지발가락 배측으로 올라가는 결과가 나온 것으로 판단된다.

이 기공 자세를 이후에는 사지첨자세라고 하자.

정밀한 조건 값은 아래의 조건 값보다 추후에 더욱 정밀하게 연구되어야 한다. 왜냐하면 실험자의 결과물(라인)이 대체로 일치하지만 약간의 차이점이 발견되었기 때문이다.

우선 대략적인 조건 값을 적어 보았다.

사지첨자세의 기본 조건

수축성 긴장감이 아닌 이완성 긴장감을 찾는 것 – 특정 자세의 반중력근의 합을 찾는 것 – 중력에 반발하는 힘

1. 기본 자세는 엎드려뻗쳐 자세이다.

2. 다섯 손가락과 다섯 발가락을 붙이고 자세를 취한다. 한 개의 나무젓가락은 쉽게 꺾이지만, 나무젓가락 다섯 개는 한 번에 쉬이 꺾이지 않는 원리와 같다. 즉 손가락 하나로는 체중을 버티어 내기 힘들지만, 붙어 있는 다섯 개의 손가락은 체중을 지지해 낼 가능성이 더 크기 때문이다. 이렇게 했을 때 엄지는 제일 짧지만 손바닥보다 아래에 위치하여 체중을 지지할 수 있고, 중지 또한 가

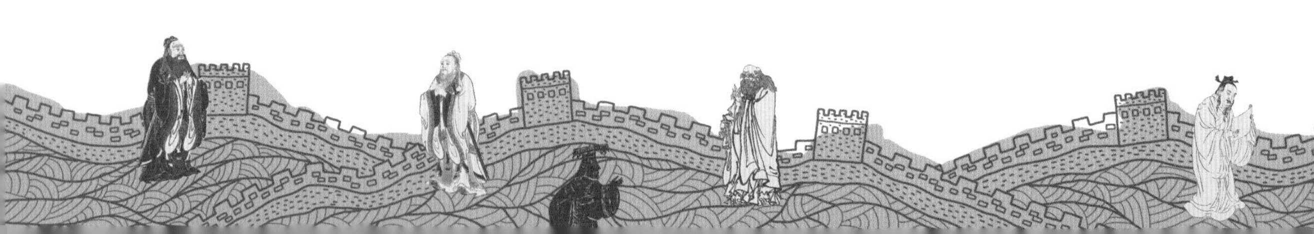

장 길기 때문에 체중을 지지할 수 있으나, 두 번째로 짧은 약지는 수5지 내측으로 체중을 지지하기가 거의 불가능하다. 따라서 수소음심경은 인지하지 못하게 되는 것이다.)

3. 손끝은 체간의 종축과 평행하게, 발끝은 자연스럽게 한다.

4. 자세를 취하는 동안 좌우 팔다리 폭의 길이를 같게 하되 자세가 변하지 않도록 유의한다.

5. 체간의 수평면이 좌우로 기울지 않게 수평을 유지한다.

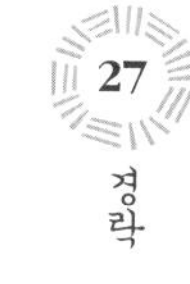

6. 상지와 몸의 각도는 120도~135도 사이에 편안한 각도에서 취한다.

7. 하지와 몸의 각도는 135도~150도 사이에서 편안한 각도에서 취한다.

8. 음경은 팔다리의 내측으로 지지하는 느낌으로 자세를 취하고, 양경은 팔다리의 외측으로 지지하는 느낌으로 자세를 취한다.

9. 양측으로 동시에 지지해야 하지만 전문적으로 수련된 사람이 아니기 때문에 불가피하게 세 개의 팔다리로 균형을 잡고 측정하고자 하는 나머지 팔 또는 다리의 수족 끝에 체중을 실어 인장감이 나타나도록 한다.

10. 손끝 발끝 원위지절골만으로 지지해야 하며 다른 부위는 원칙적으로 바닥에 닿지 않아야 한다. 불가피하게 바닥에 닿는 부위가 있더라도 손끝 발끝 원위지절골로 지지한다는 느낌으로 자세를 취해야 한다.

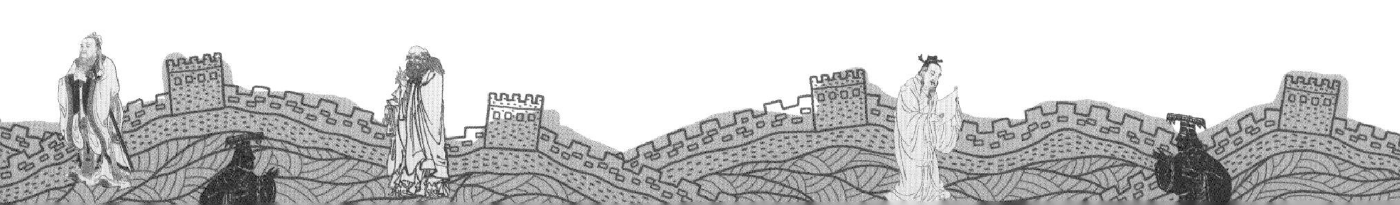

사지첨자세에 의한 12 체표 경락의 재현

물론 이 기공 자세에 의한 라인이 경락인지 경락과 우연히 일치하는 그냥 그런 것인지는 논란의 여지가 있을 수 있지만, 문헌상의 고찰과 사지첨자세에서 만들어지는 라인의 경우의 수를 봤을 때 이렇게 만들어졌다고 확신한다.

인체에 표현할 수 있는 경락이라는 선을 나타낼 정도라면 아주 구체적인 감각(기계적 수용체에서 반중력근의 영향하의 근막과 피부에서 느껴지는 인장감)으로 인지했을 것으로 보인다.

사지첨자세를 직접 수행해 보면 왜 정, 형, 수, 경, 합이라 표현했는지는 설명이 필요가 없을 정도로 그대로 느껴진다. 손끝 발끝에서 느껴지는 감각이 마치 물줄기가 우물에서 나와 하천으로 흘러 들어가는 상황과 매우 흡사하다. 따라서 나는 최초의 인식된 경락의 흐름은 향심론이 맞다고 생각한다.

물론 현재의 한의학에서 말하는 인체의 생리 병리 과정을 곡기穀氣가 입을 통해 들어가서 위기胃氣와 비기脾氣에 의해 영기營氣와 위기衛氣로 변해 가는 한방 생리 과정을 사지첨자세에서 나오는 기의 흐름과 경락 모델로는 설명할 수는 없지만 말이다.

한의학이 발전해 가면서(황제내경 이전 시대에서 황제내경 시대까지) 단순한 신체적 경험이 이론으로 재구성되어 덧붙여지고, 더 많은 것을 설명할 수 있는 가설이 살아남는 과정 속에서 황제내경 시대가 있었던 것으로 보인다. 경락순환론은 확실히 경락향심론보다 생리와 병리를 포함해서 더 많은 것을 설명해 줄 수 있다.

허나 분명한 것은 우리가 인지하는 경락의 라인은 최초로 인지한 사람이 그것이 생리 병리에 관하여 특별한 것이 아니고 단순히 혈자리의 기본밖에

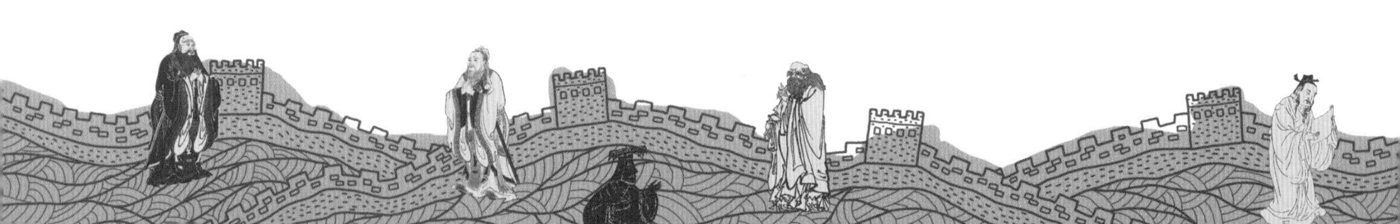

제공해 주지 못하는 모델이었을지라도 사지첨자세를 통해서 발견하였을 것이라는 것이다.

단순한 라인에 침구학적인 임상 경험이 덧씌워져 정리되다가 장부생리학과의 연관 설명을 위해서 경락순환론이 만들어져 발전한 것이 우리가 학부에서 배우는 경락 이론이라는 것이다.

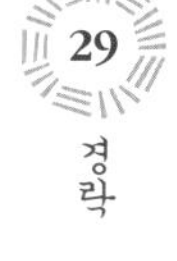

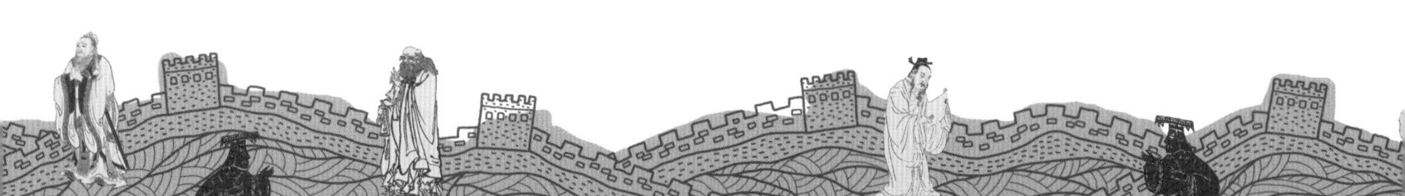

2. 수양명대장경의 정혈, 상양혈은 양경혈인데 왜 내측에 있을까?

상양혈은 둘째손가락 조갑내측하 일푼一分에 있는 혈이다. 수부 3음3양경에서 모든 양경은 외측에 기시 혹은 종지하고 음경은 모두 내측에 기시 혹은 종지한다.

그런데 수양명대장경의 상양혈은 내측 상양혈에서 기시한다. 그 이유는 사지첨자세로부터 지기地氣를 경락으로 인식하였기 때문이다. 사지첨자세로부터 만들어질 수 있는 경우의 수에 수2지의 외측으로 지지하여 체중을 지탱할 수는 없기 때문이다. 수2지 내측으로만 사지첨자세가 가능하다는 뜻으로, 즉 수2지 외측으로 지지하여 라인을 인지할 수 없음을 뜻한다.

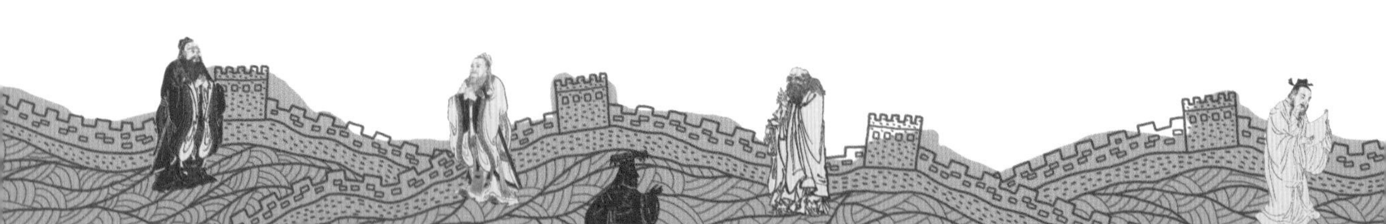

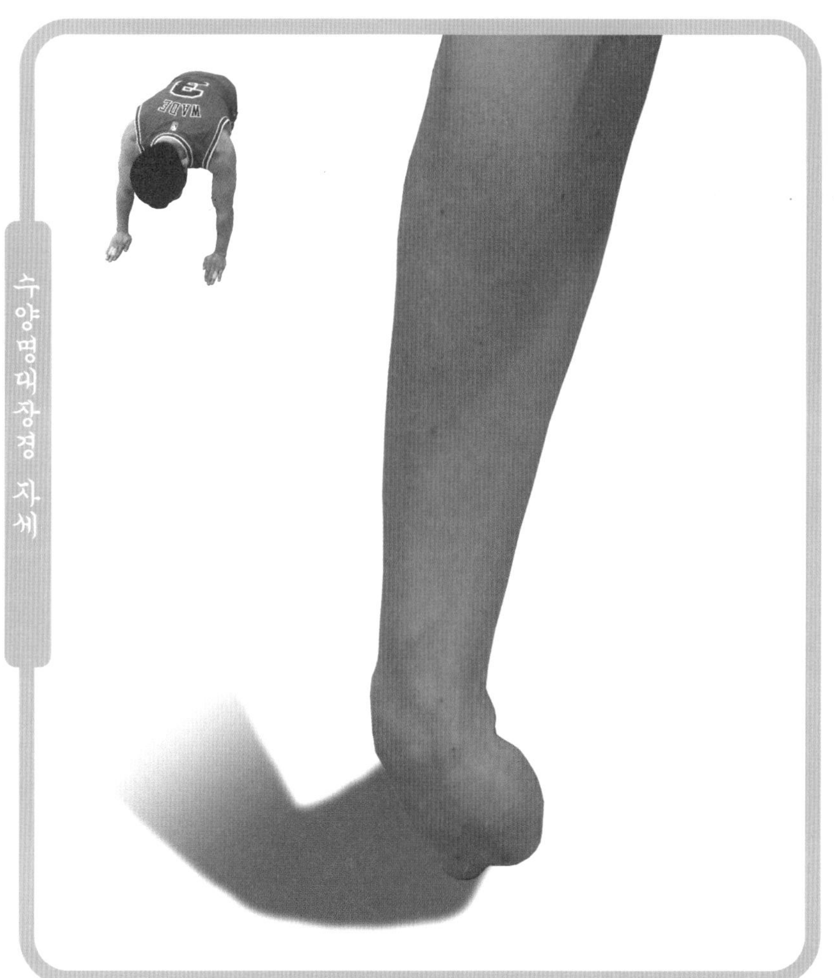
수양명대장경 자세

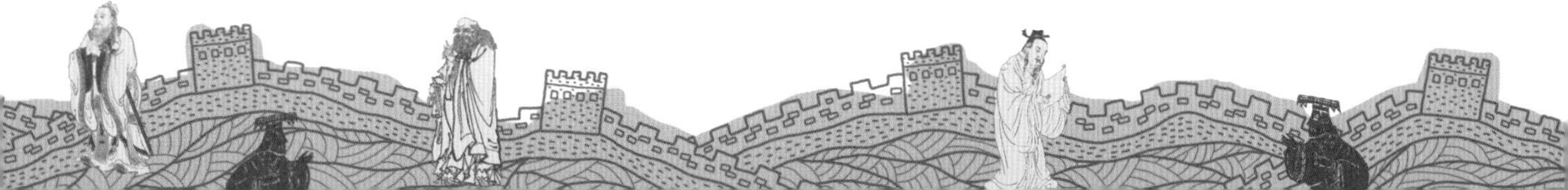

3. 족궐음간경이 음경인데 족배측(경혈학적인 자세)에 위치하는 이유

이것 역시 사지첨자세를 통해서 설명이 가능하다. 사지첨에서 상부로 올라오는 느낌이 지기의 상승이라 생각하였다. 손과는 달리 족저부에서는 손바닥처럼 발가락 끝에서부터 지기가 올라오는 것을 느낄 수 없다. 이것은 족저근막이 종골에서 시작해서 5개의 중족골원위부에서 끝나는 해부학적 구조와 운동 역학적으로 족지 말단과 중족골-지골관절(mtp joint) 이후 근막과의 지렛대 원리를 통해 보행하는 것과 관련이 있다. 따라서 발가락 끝(1관절면까지 포함)으로 지지해도 발바닥에 이어 하퇴로 이어지는 지기 라인을 느낄 수 없는 것이다. 오직 족저면에서 시작하는 한 개의 라인(족소음신경)밖에 없다.

그래서 족태음비경은 족 내측 엄지발가락으로, 족궐음간경은 엄지발가락 외측으로 하여 족3음경이 이루어진다.

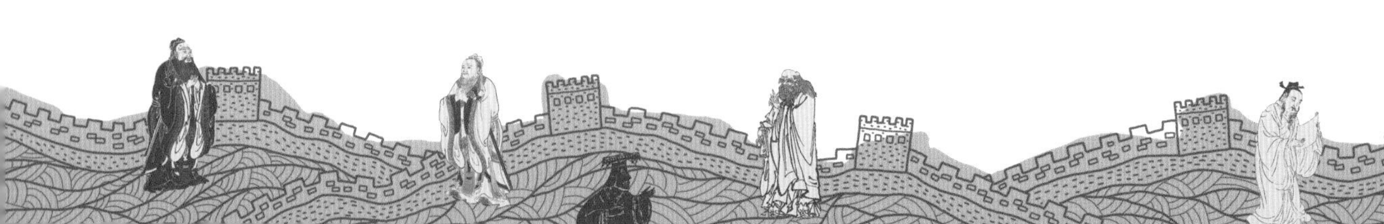

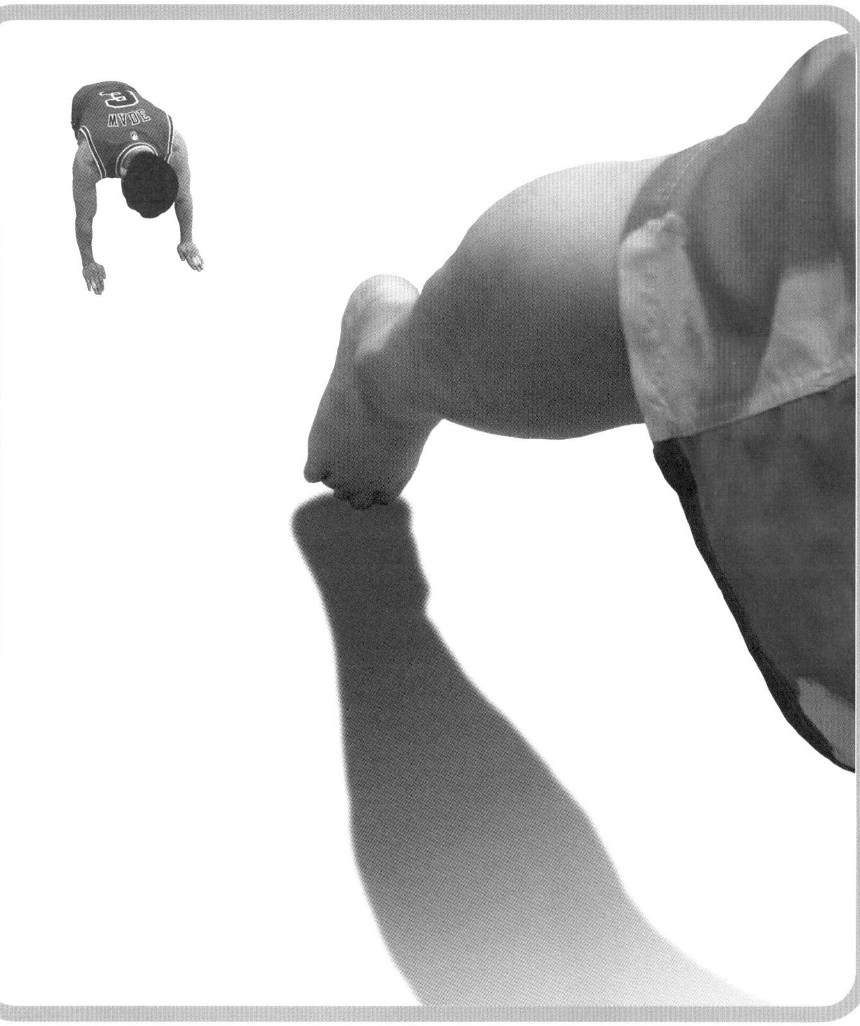

족궐음간경 자세

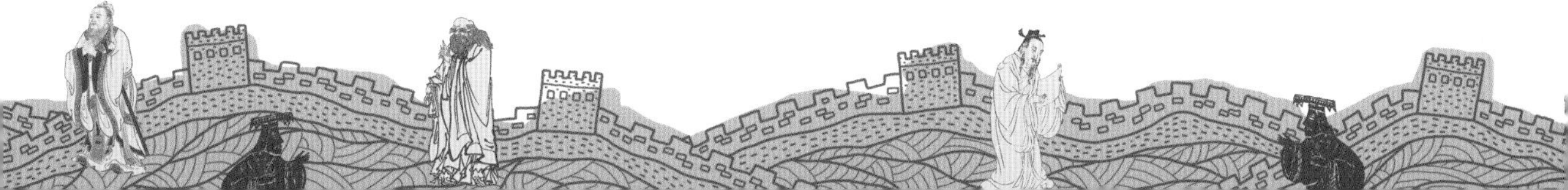

4. 사지첨자세에서 12정경의 각 부위별 자세와 라인?

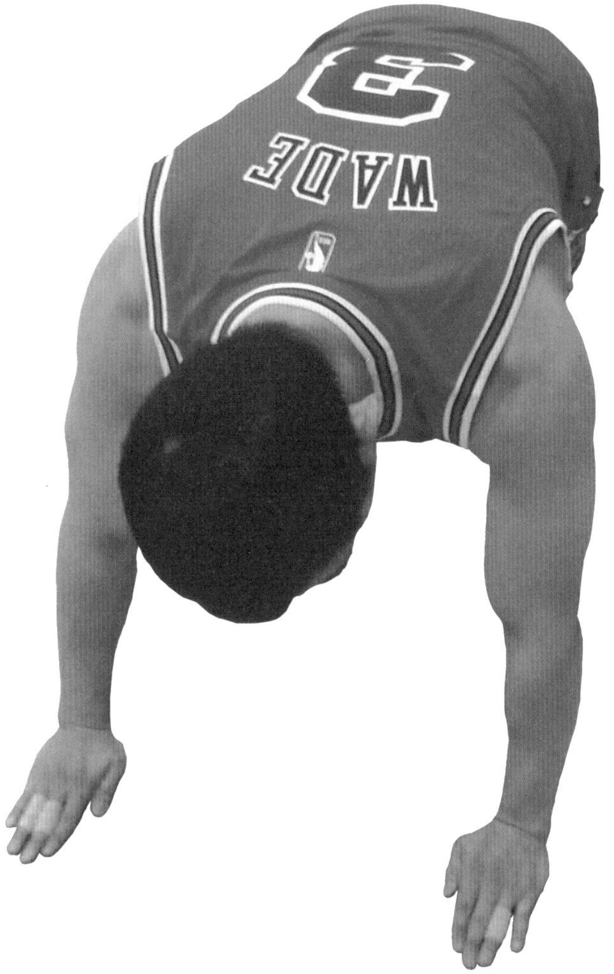

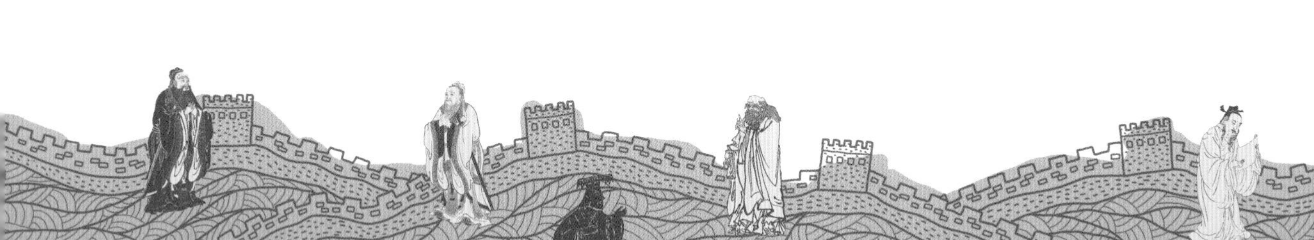

수태음폐경 자세

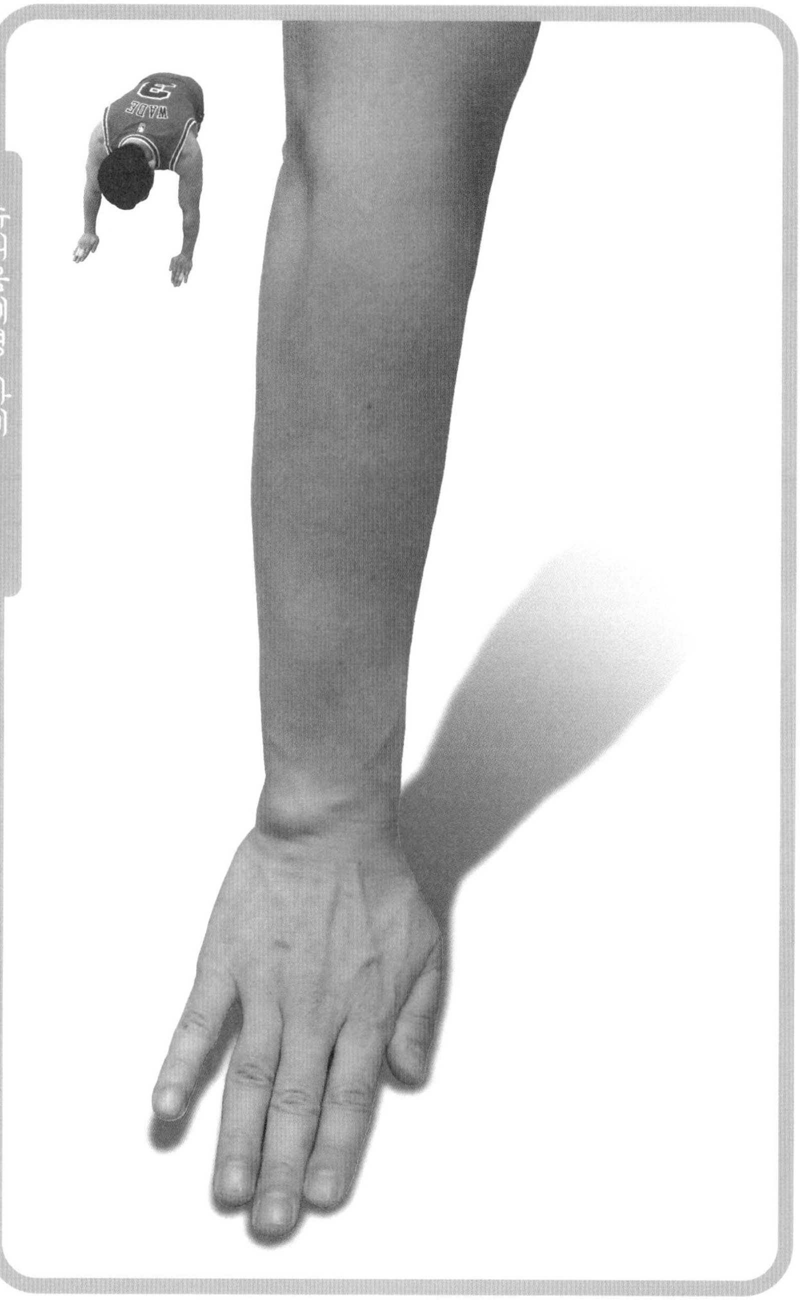

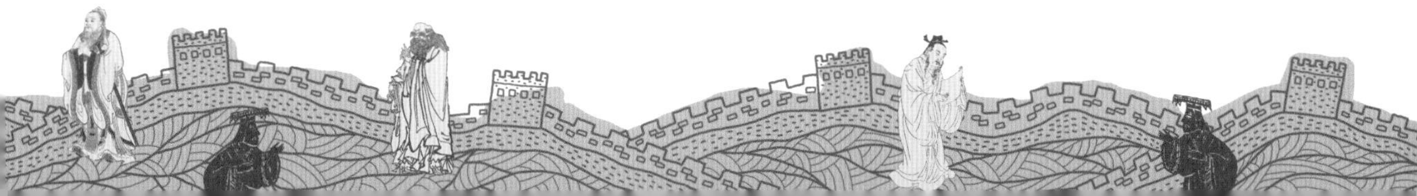

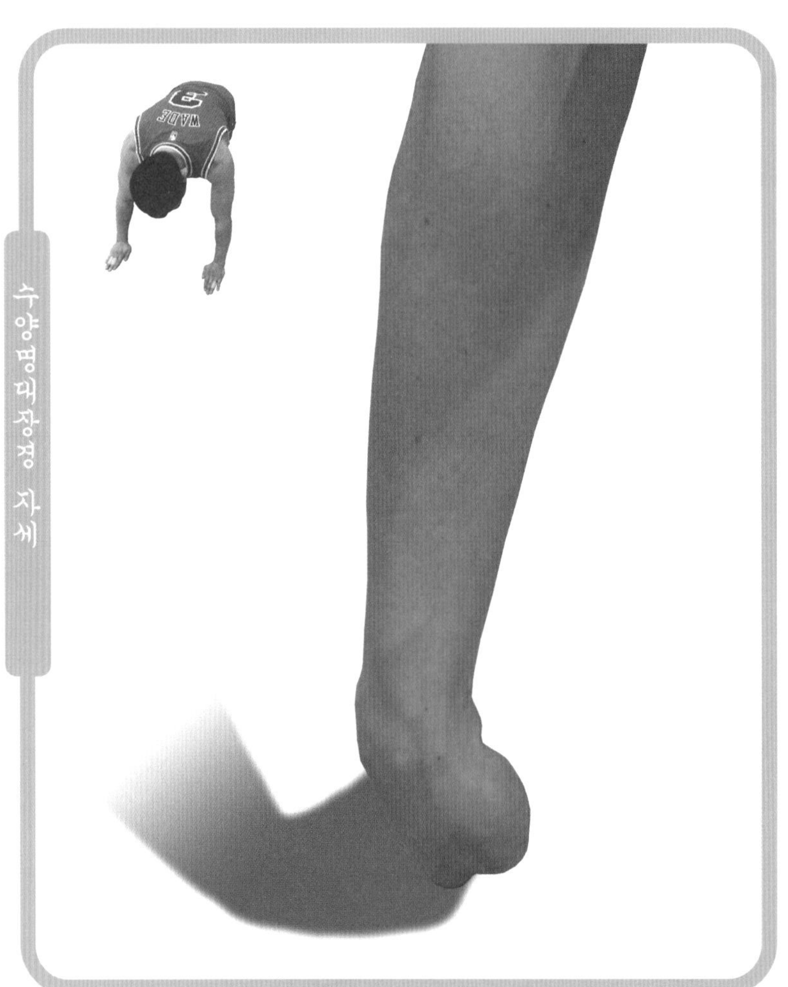

수양명대장경 자세

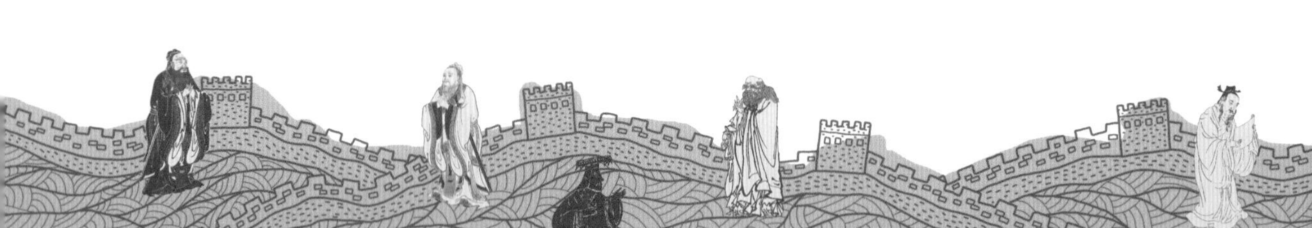

독양명위경 자세

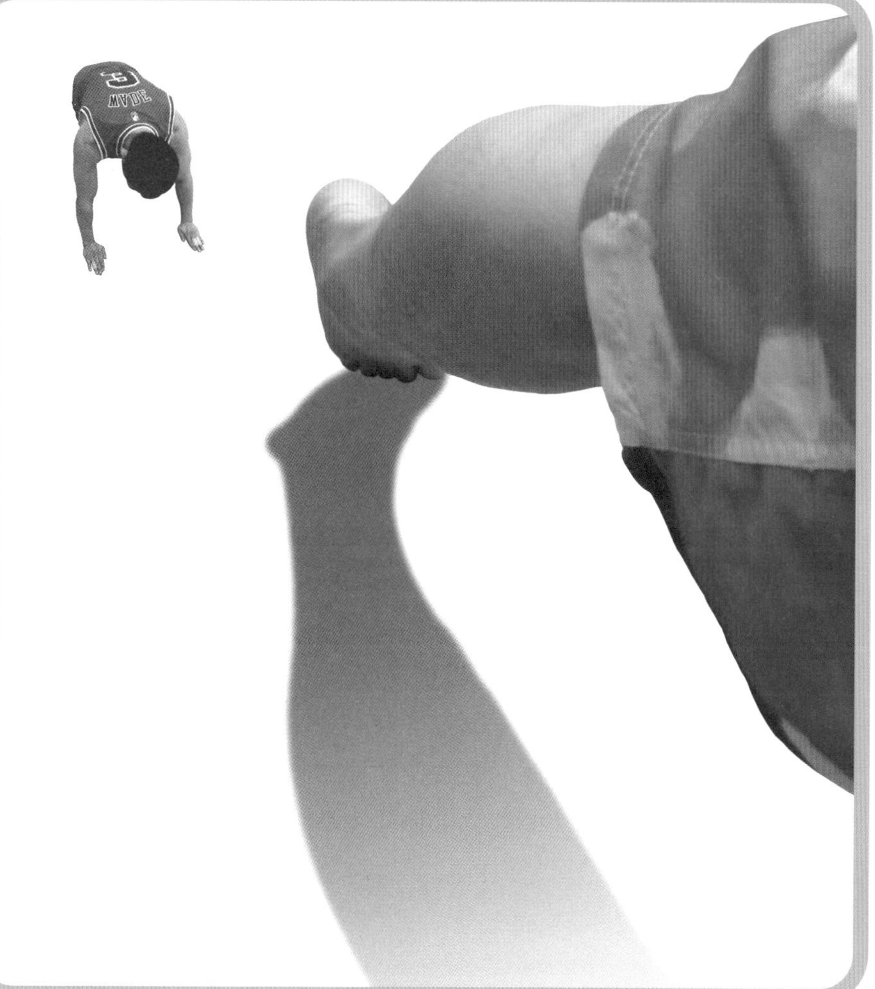

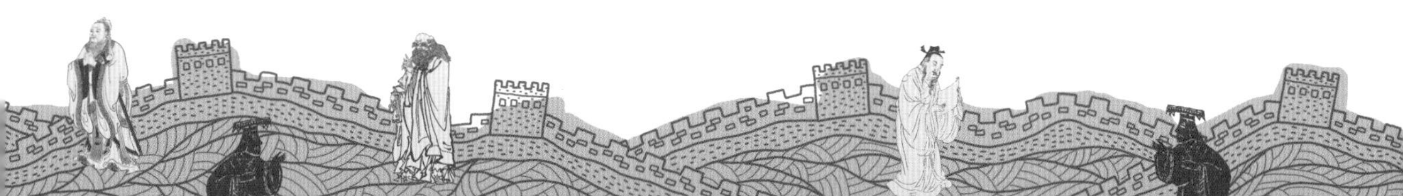

족태음비경 자세

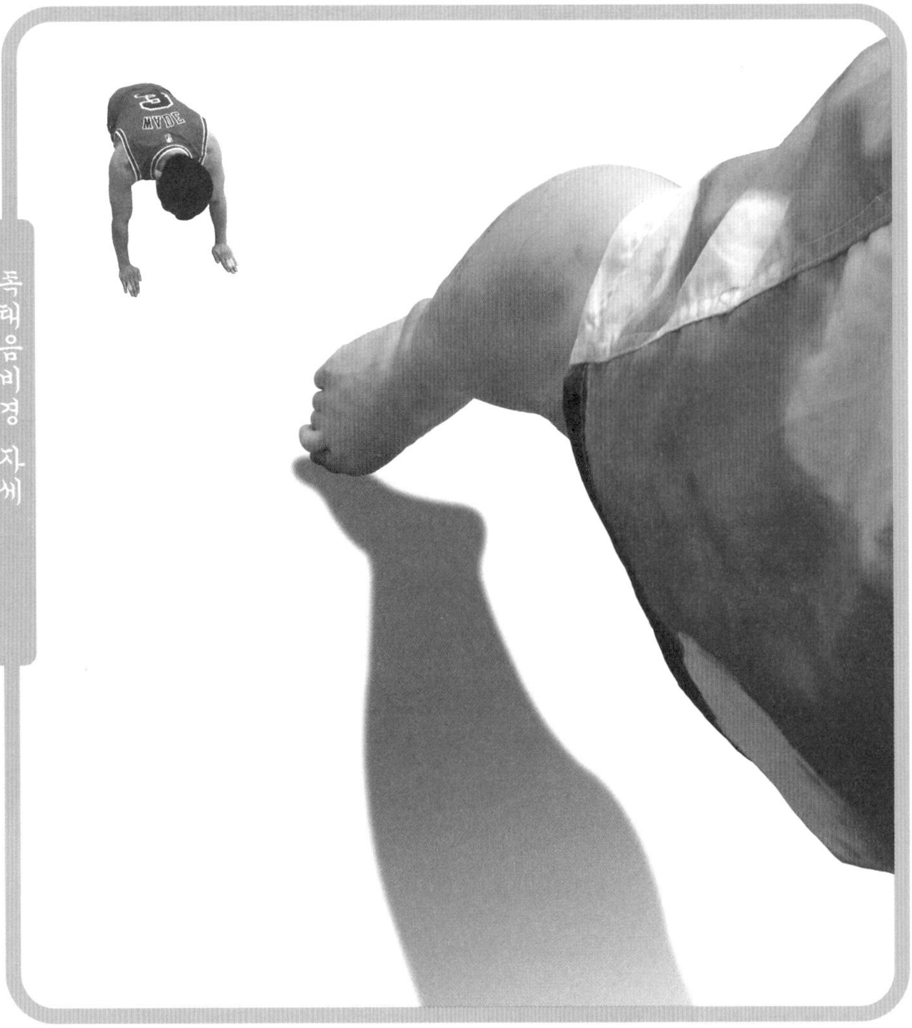

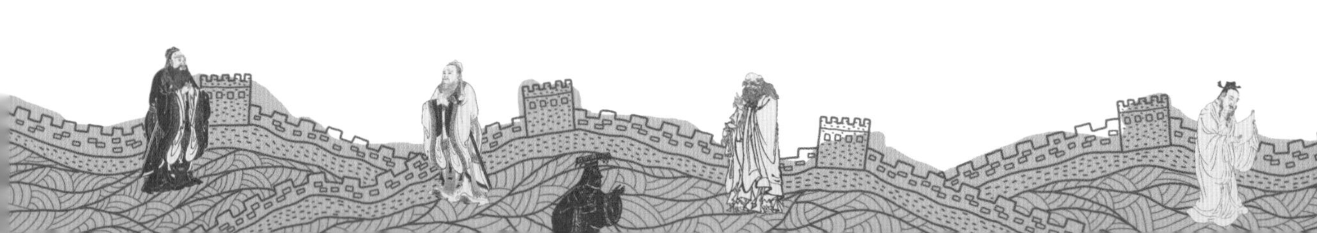

수소음심경 자세

사지첨자세 조건 하에서 라인을 만들 수 없다.

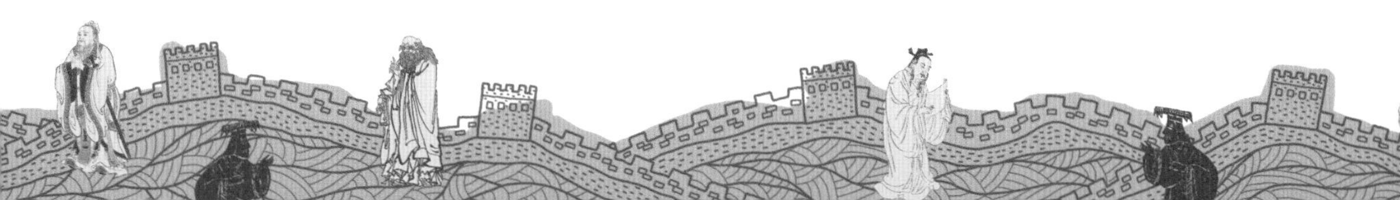

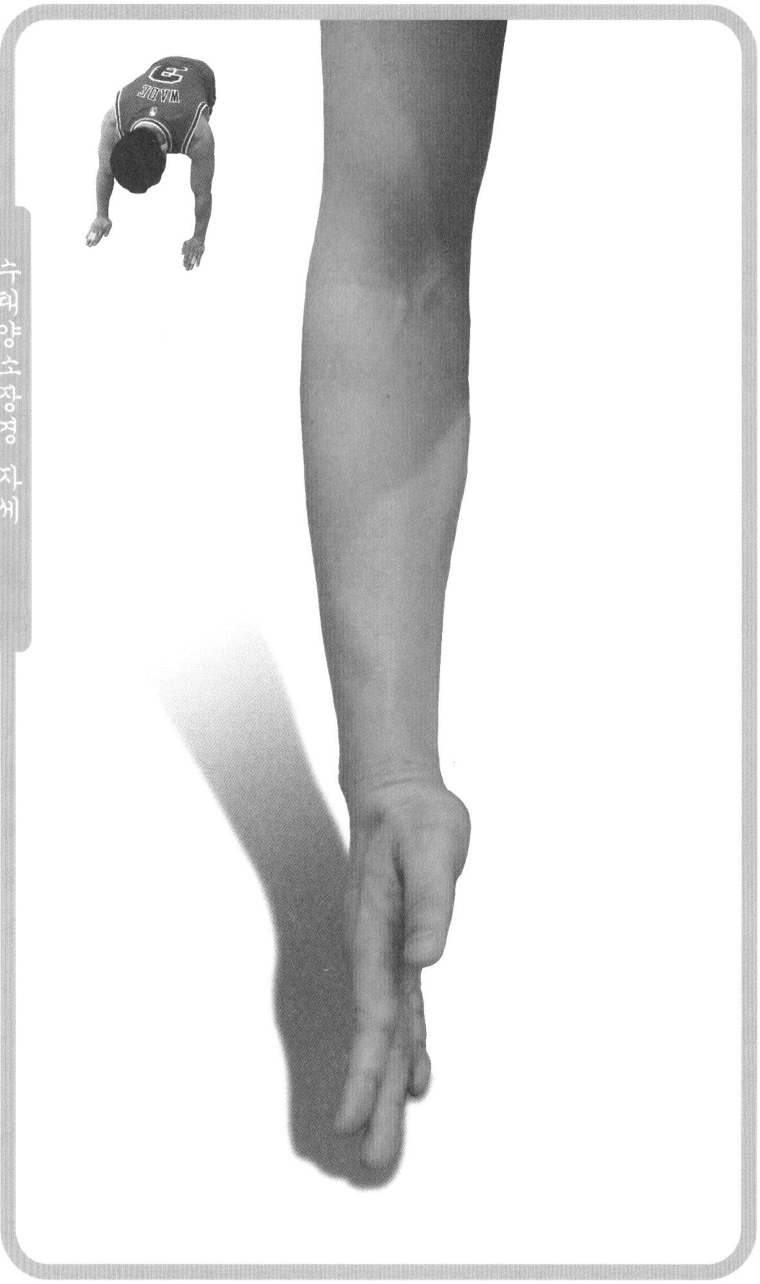

수태양소장경 자세

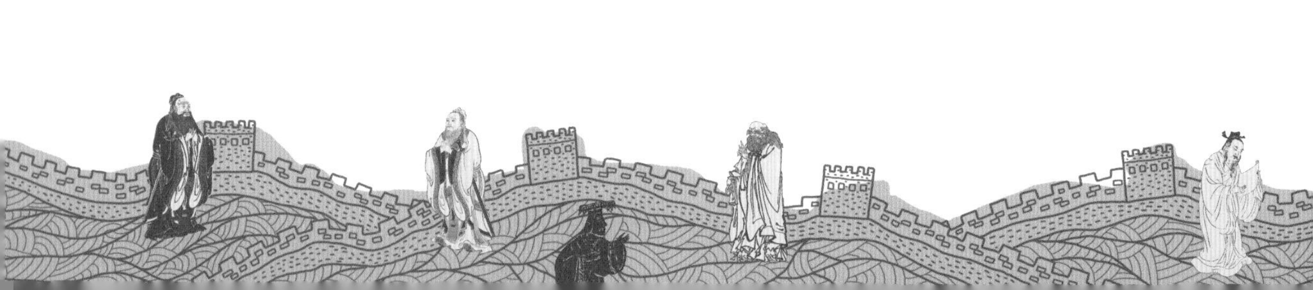

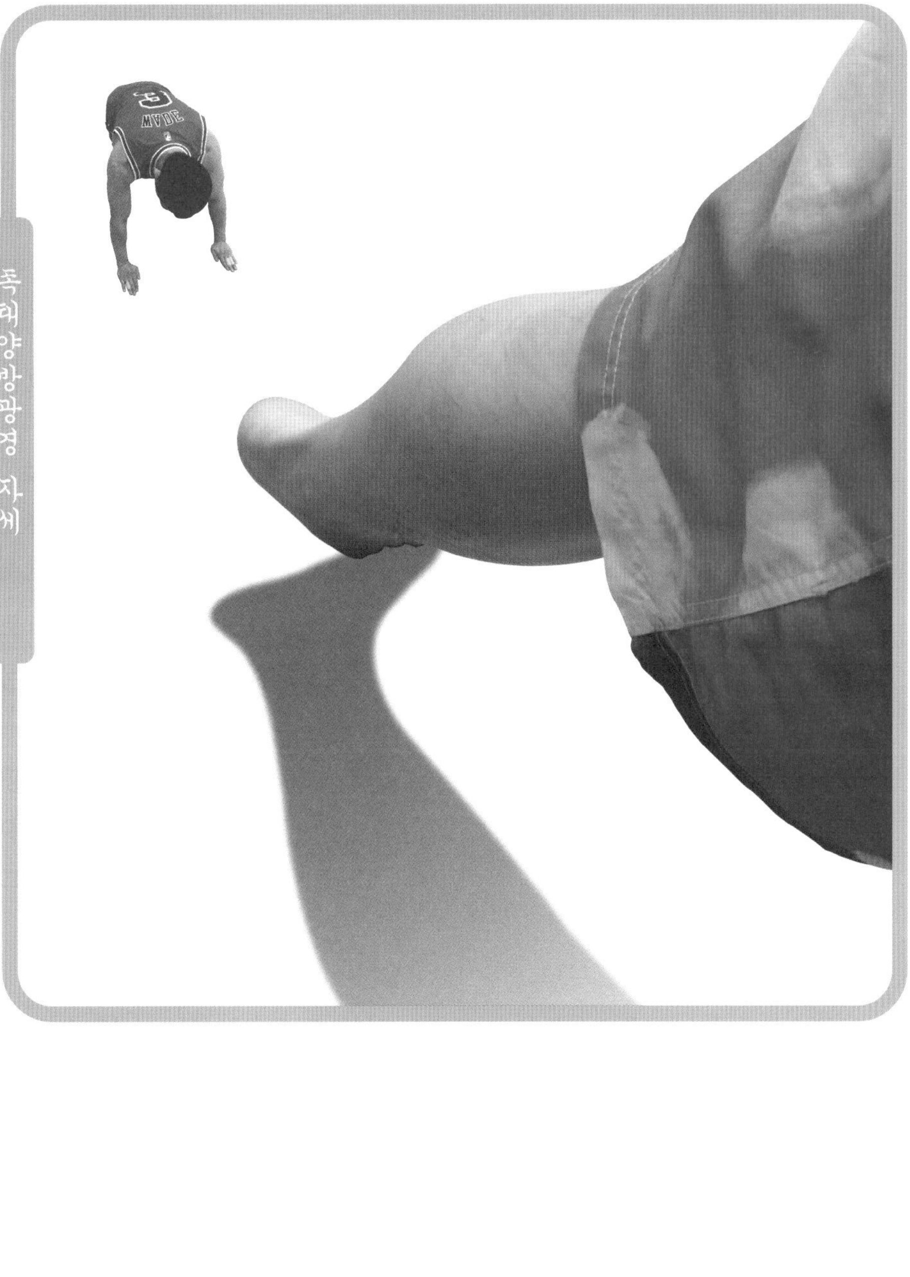

족태양방광경 자세

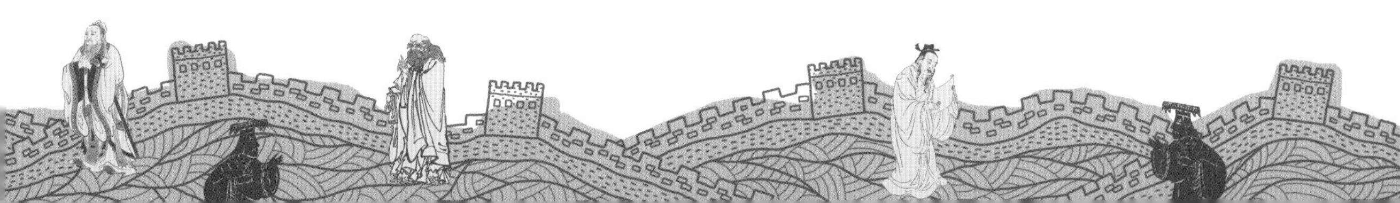

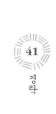

족소음신경 자세

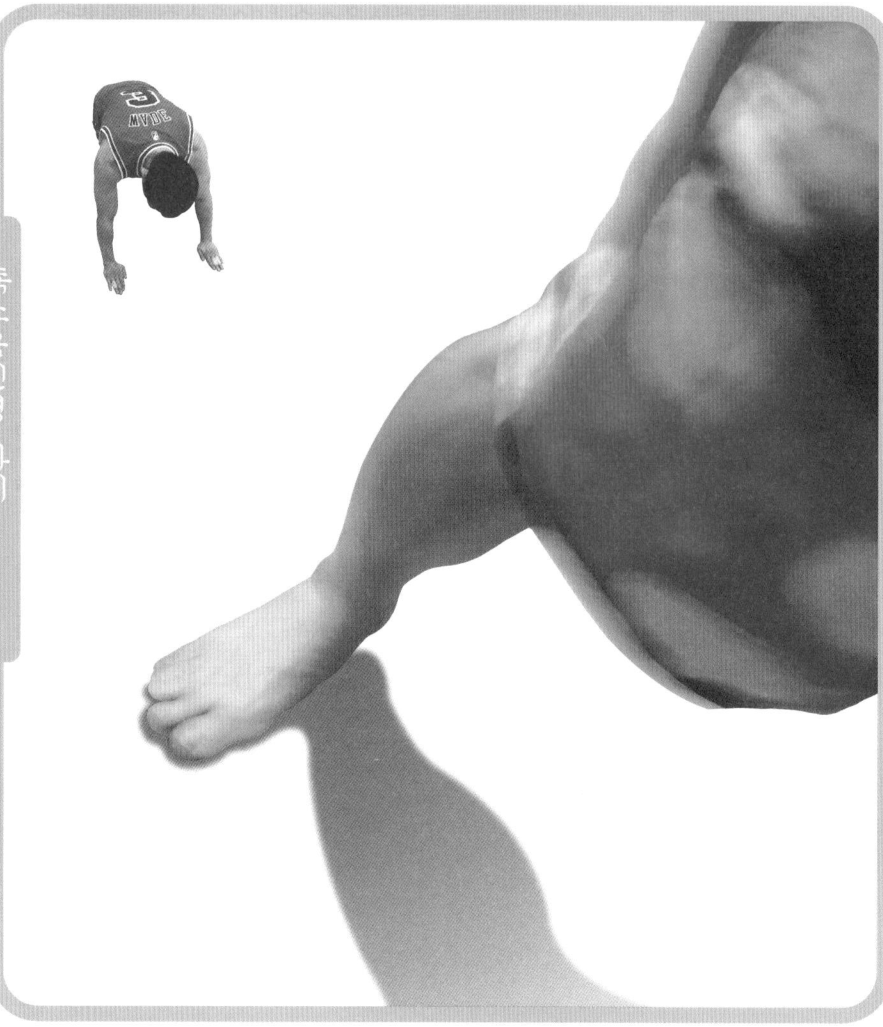

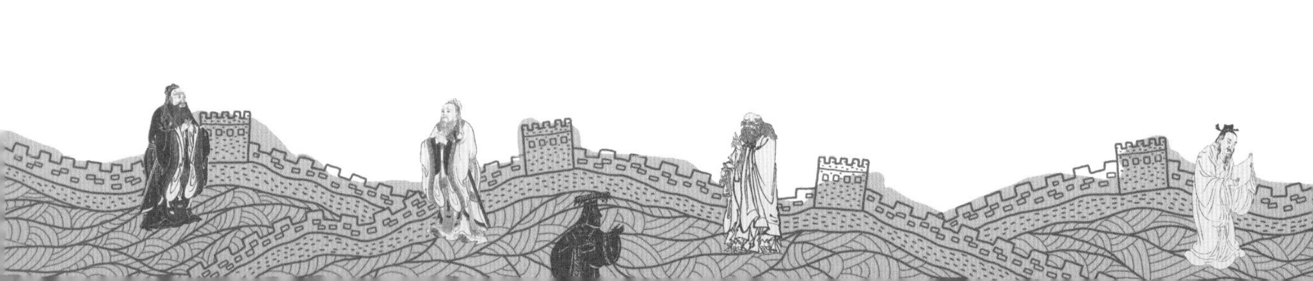

수궐음심포경 자세

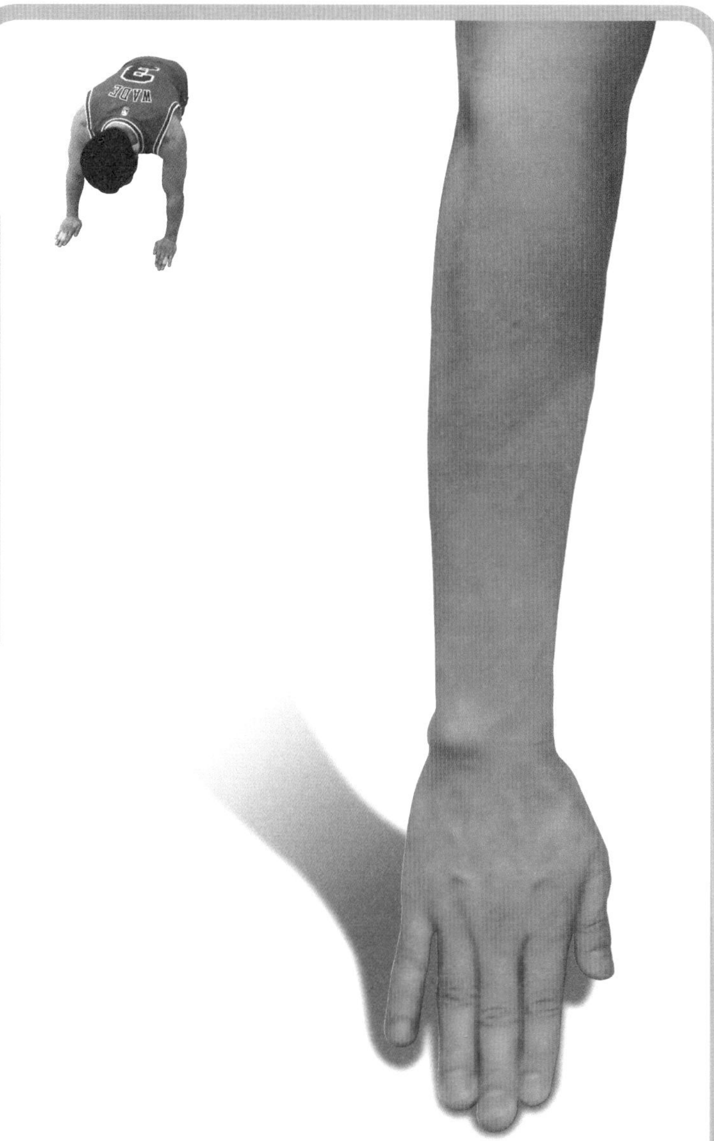

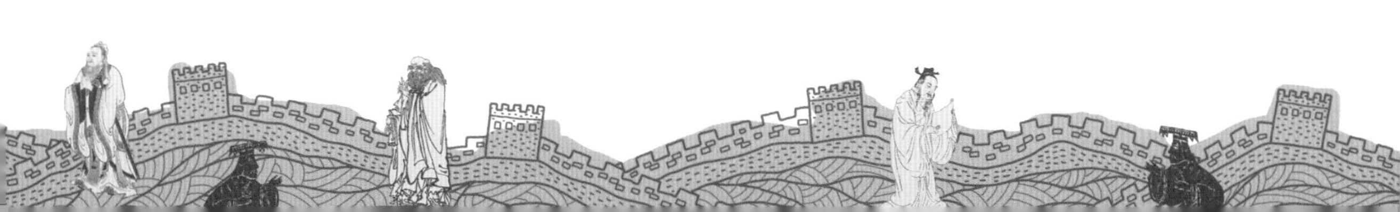

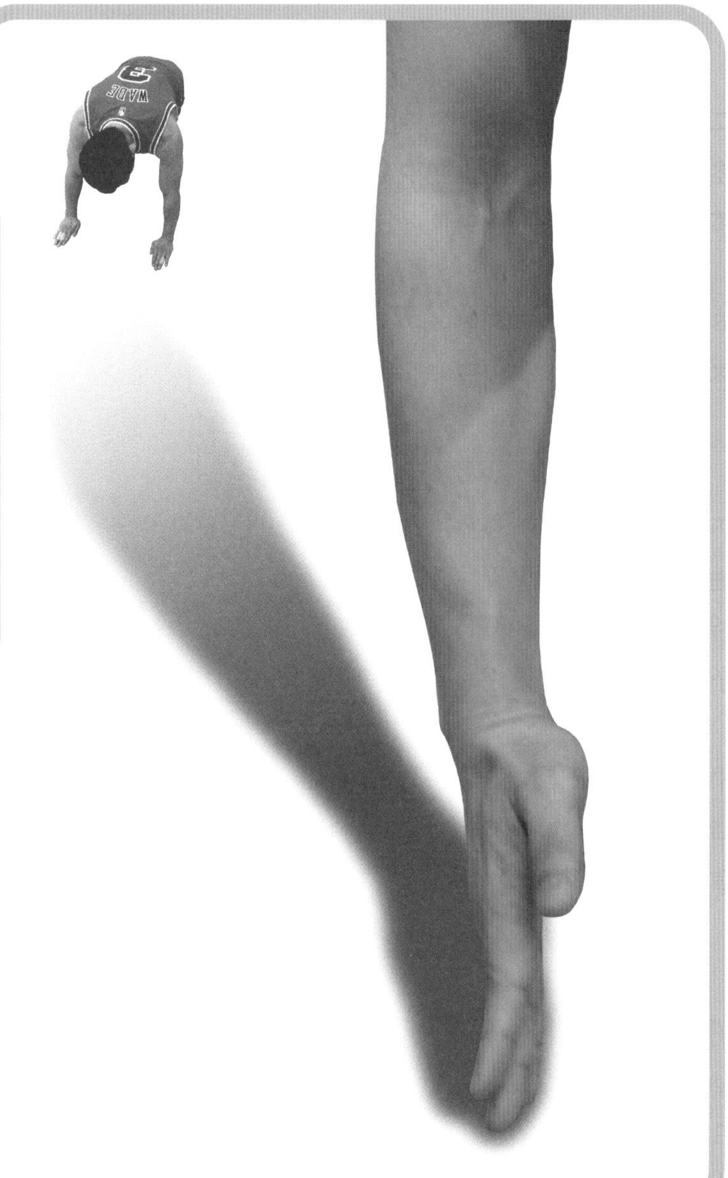

수소양삼초경 자세

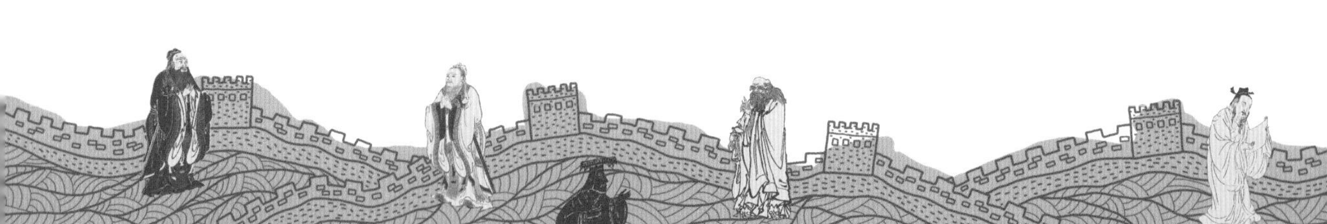

족소양담경 자세

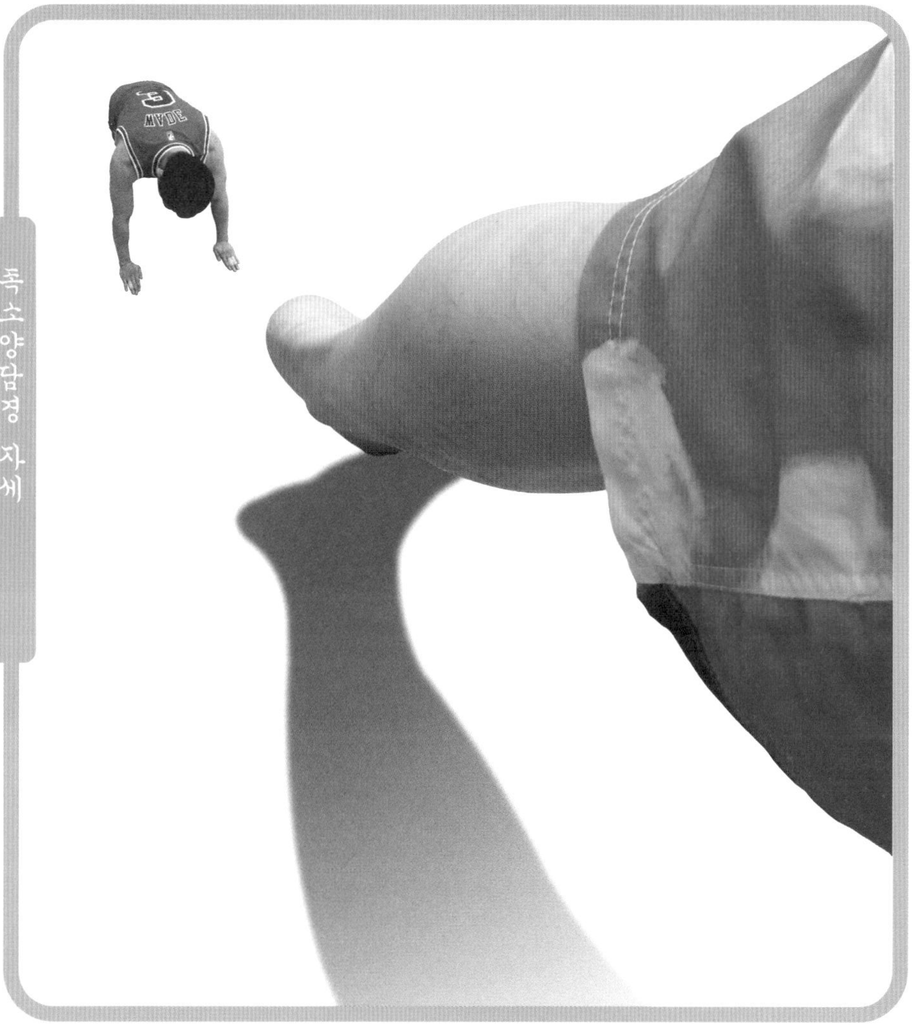

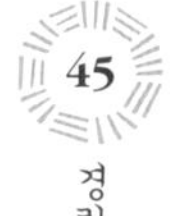

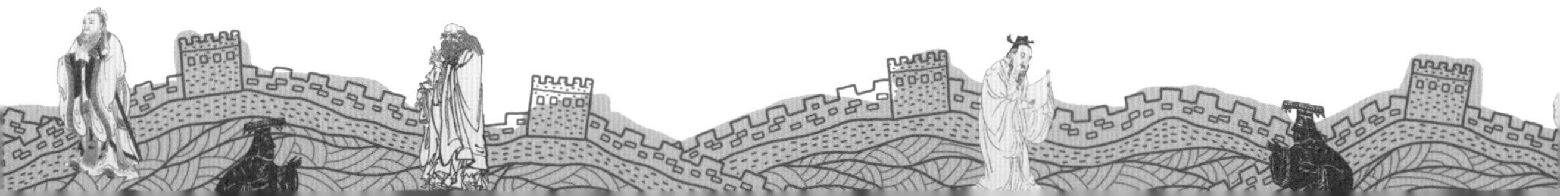

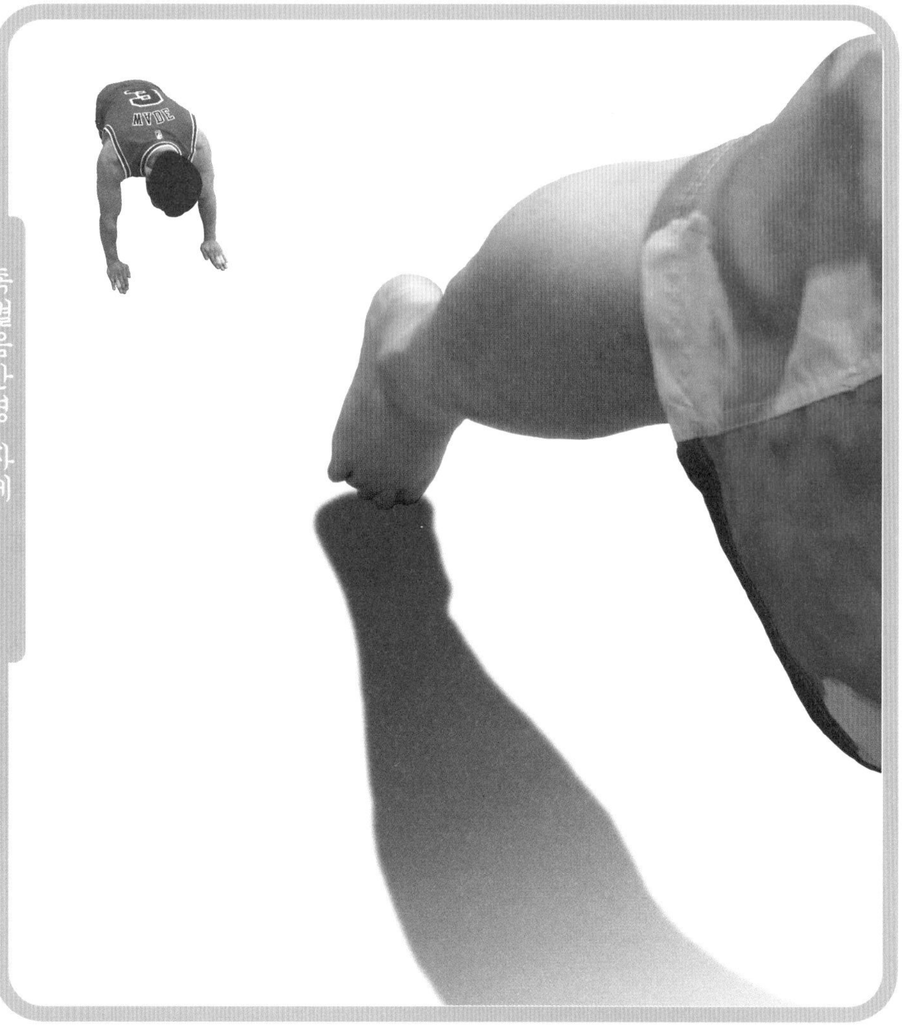

족궐음간경 자세

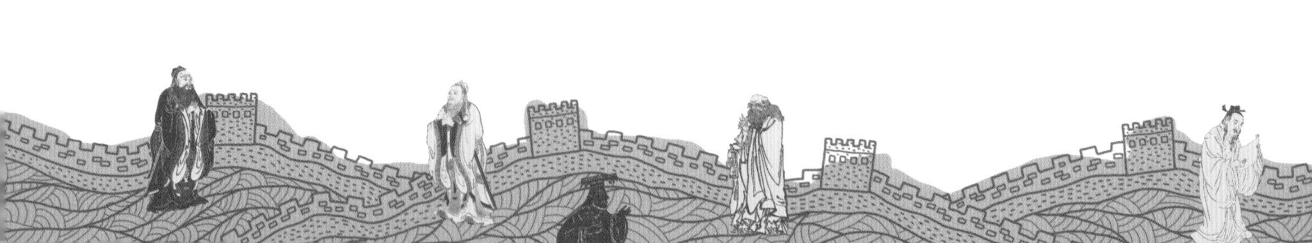

각 경락별 시현 라인

수태음폐경 시현 라인

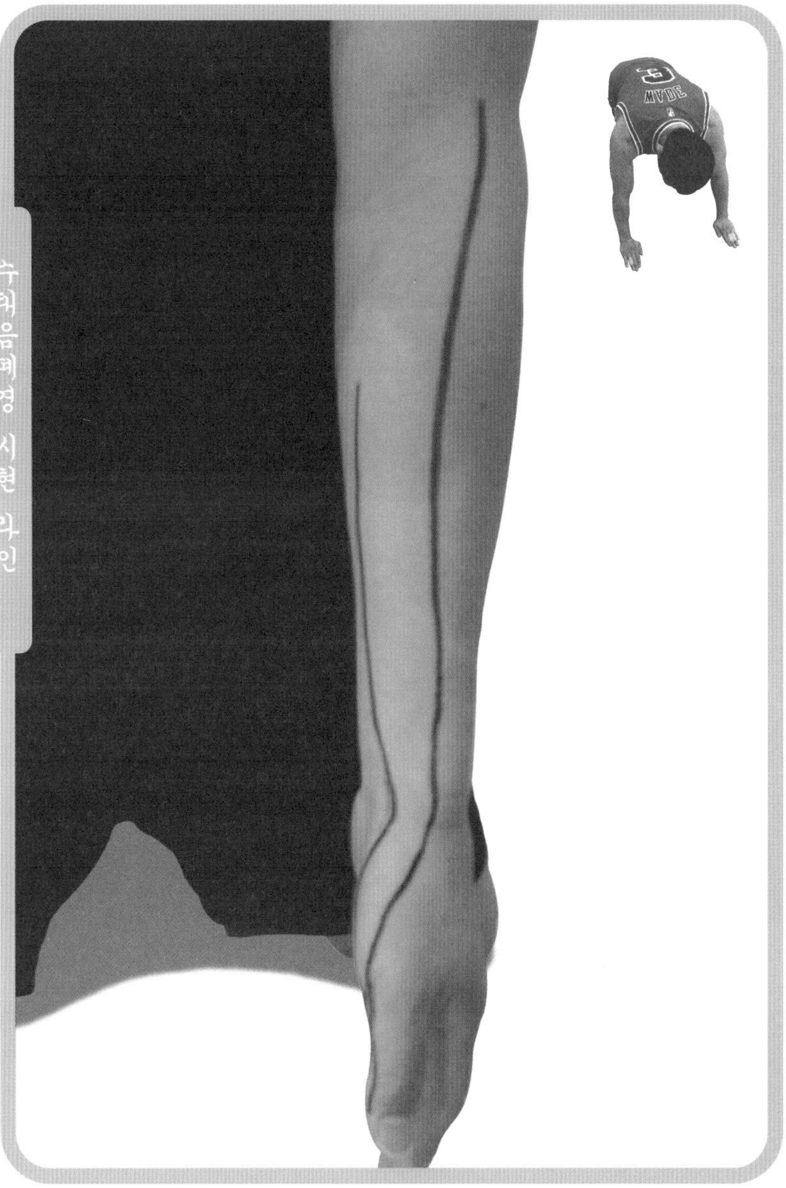

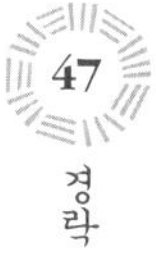

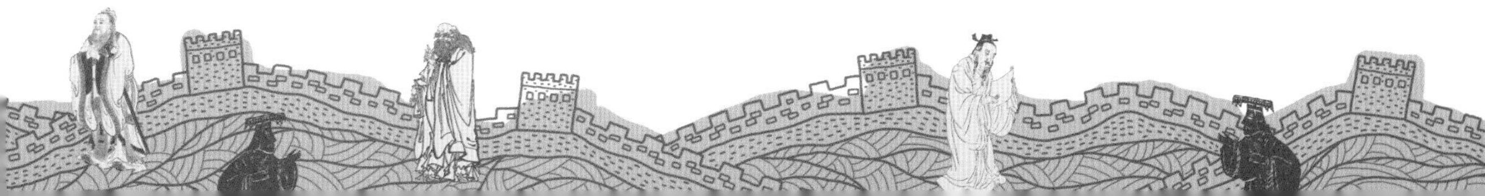

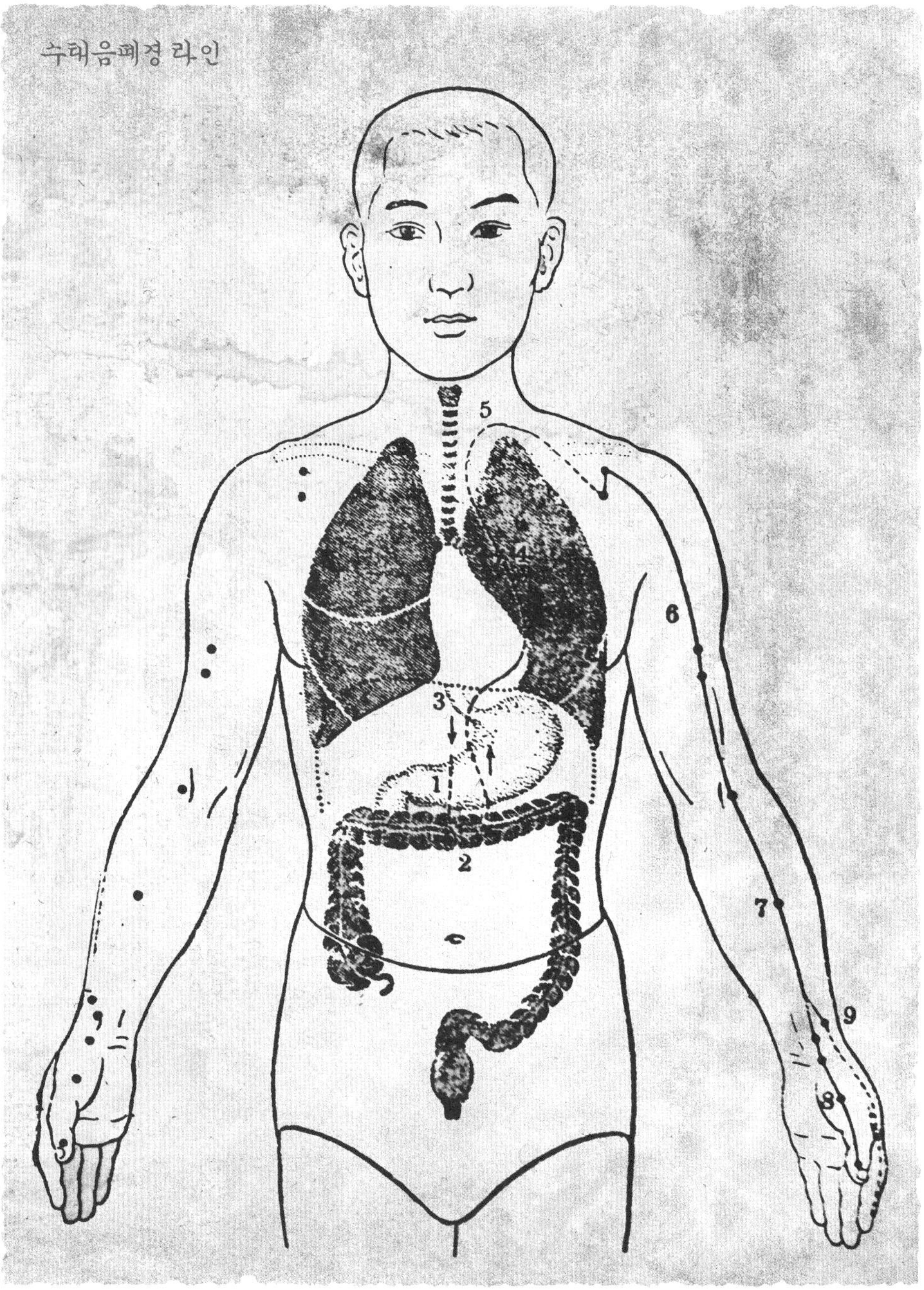

수태음폐경 라인

5
4
6
3
1
2
7
9
8

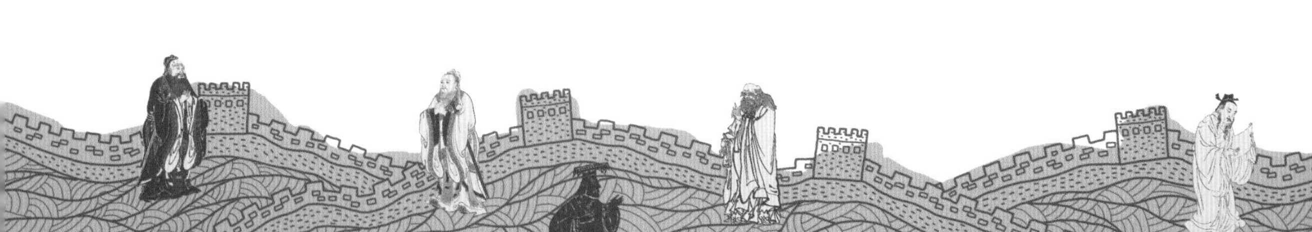

수양명대장경 시현 라인

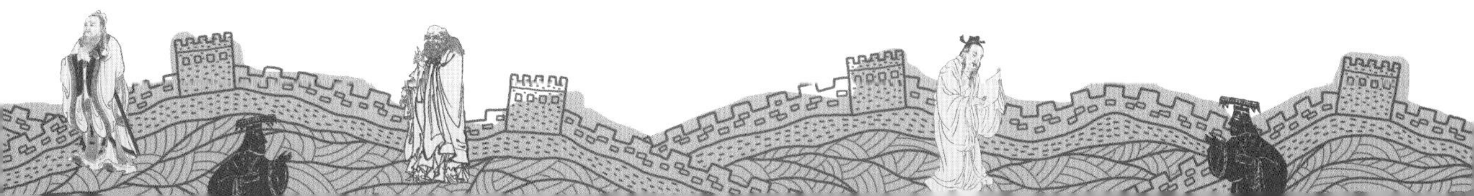

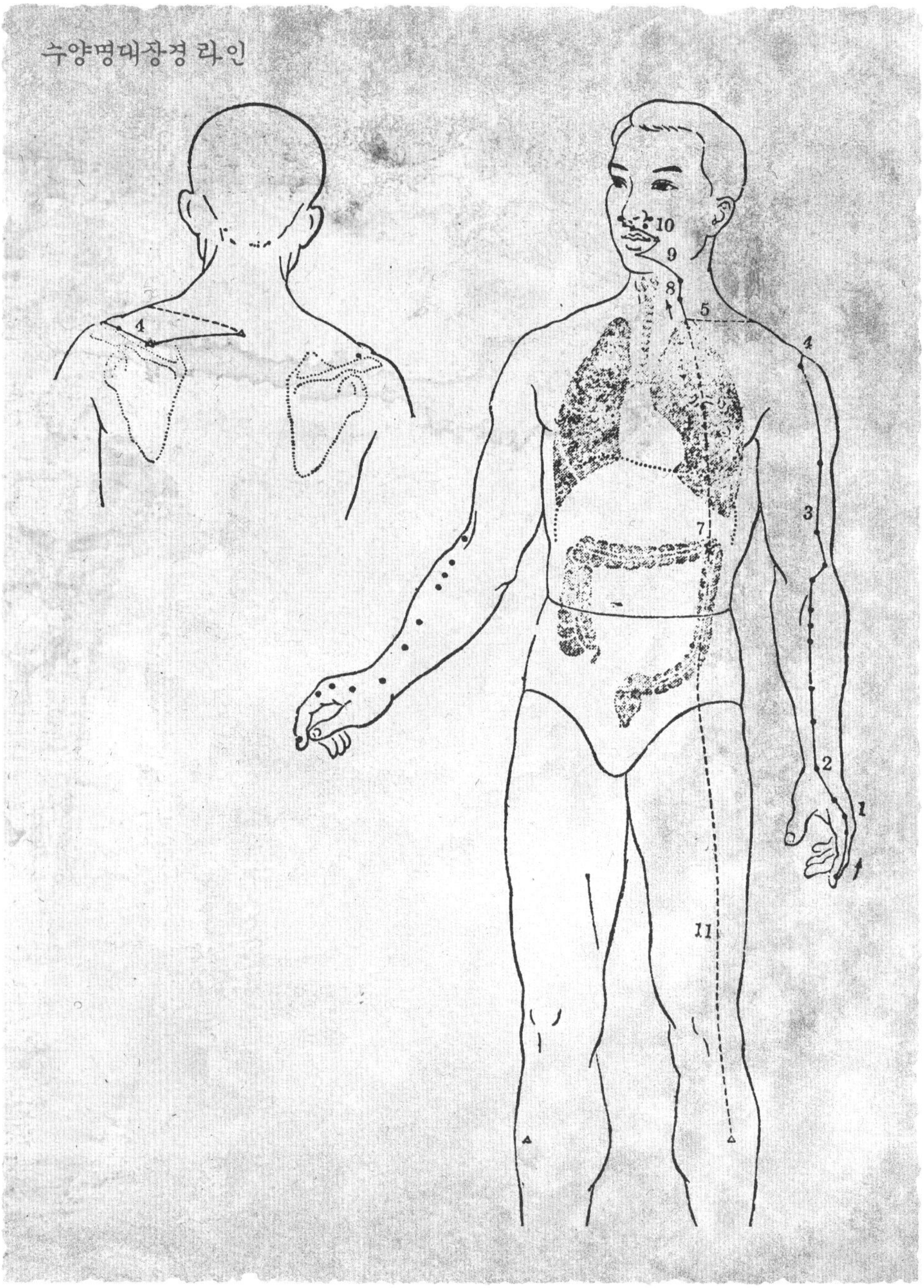

수양명대장경 라인

4

10
9
8
5
4
3
7
2
1
11

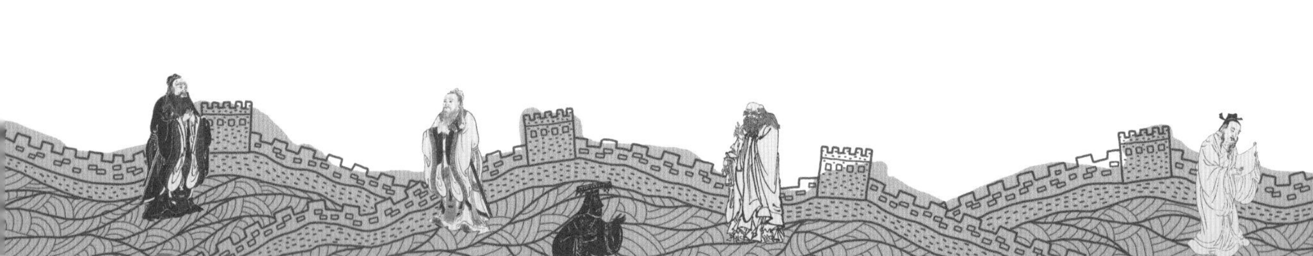

족양명위경 시현 라인

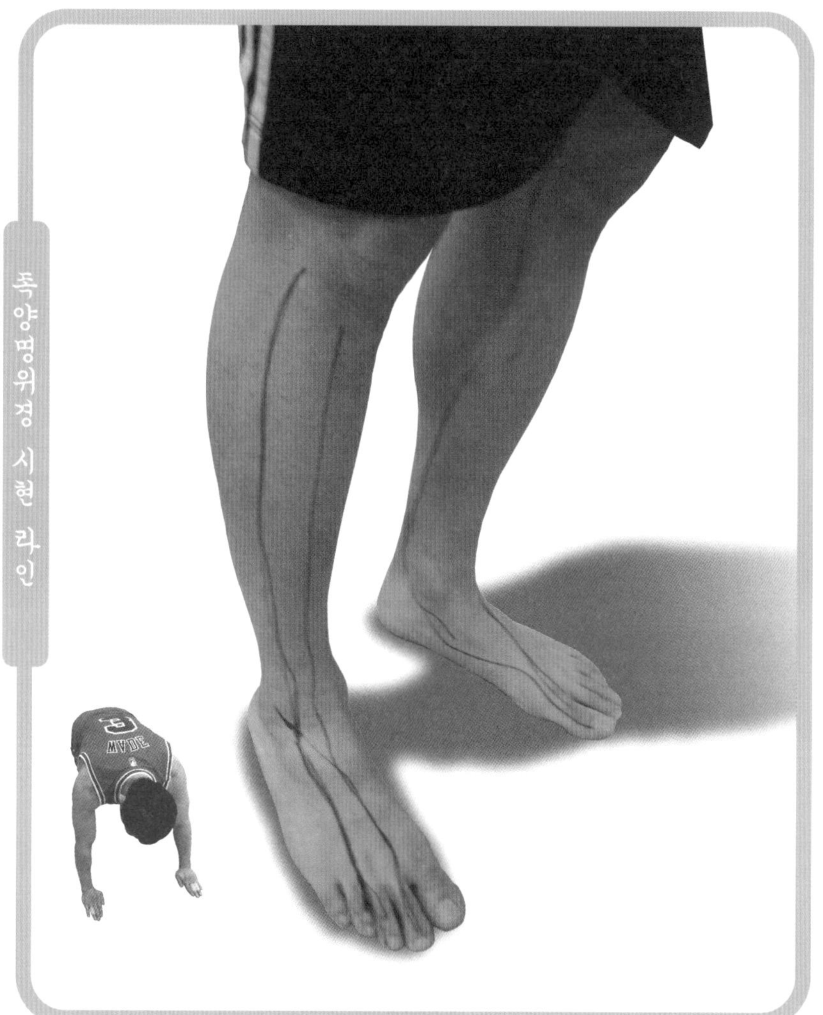

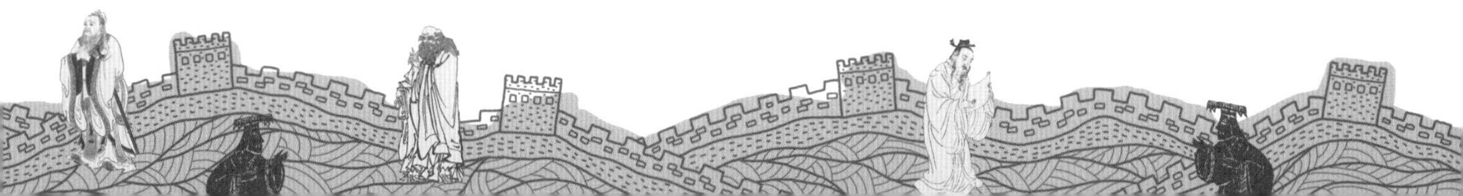

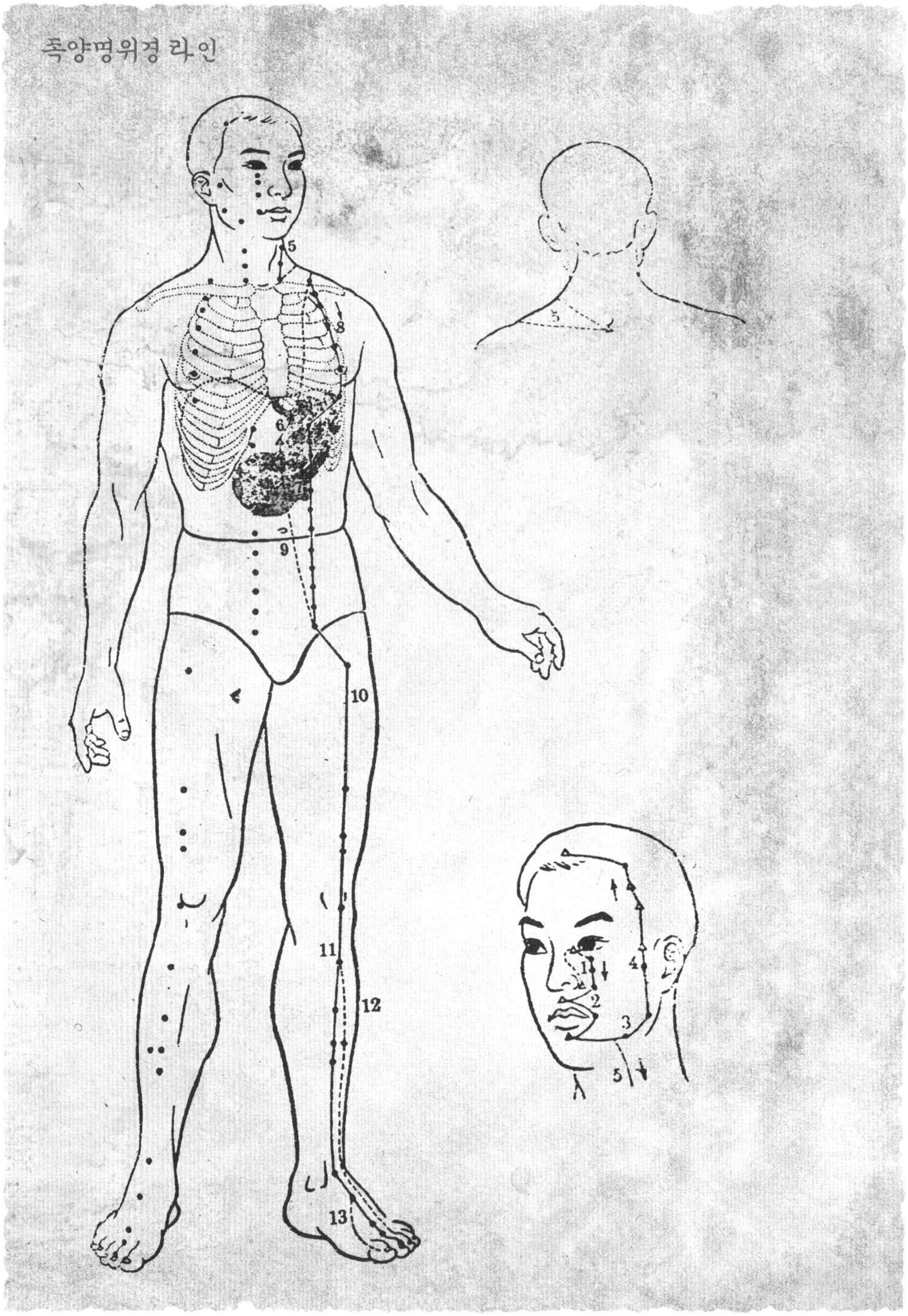

족양명위경 락인

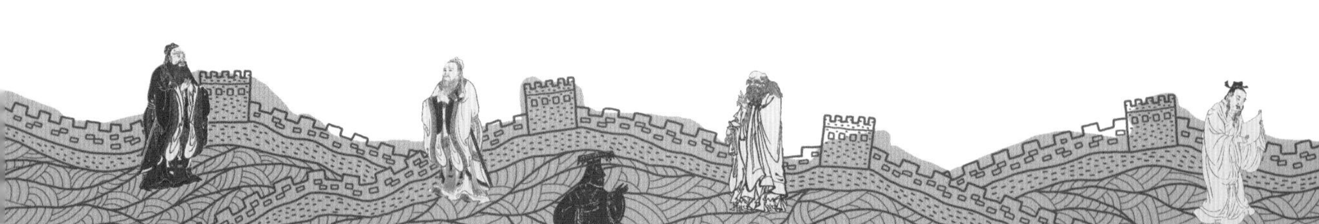

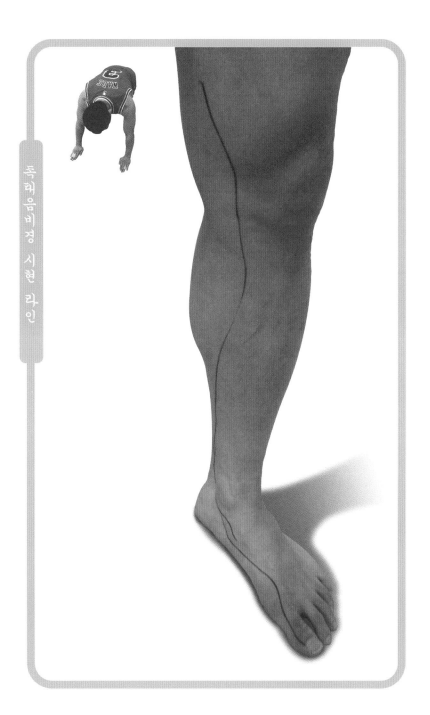

족태음비경 시현 라인

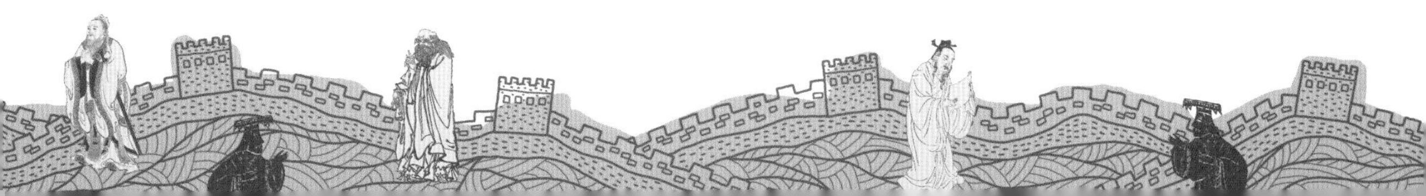

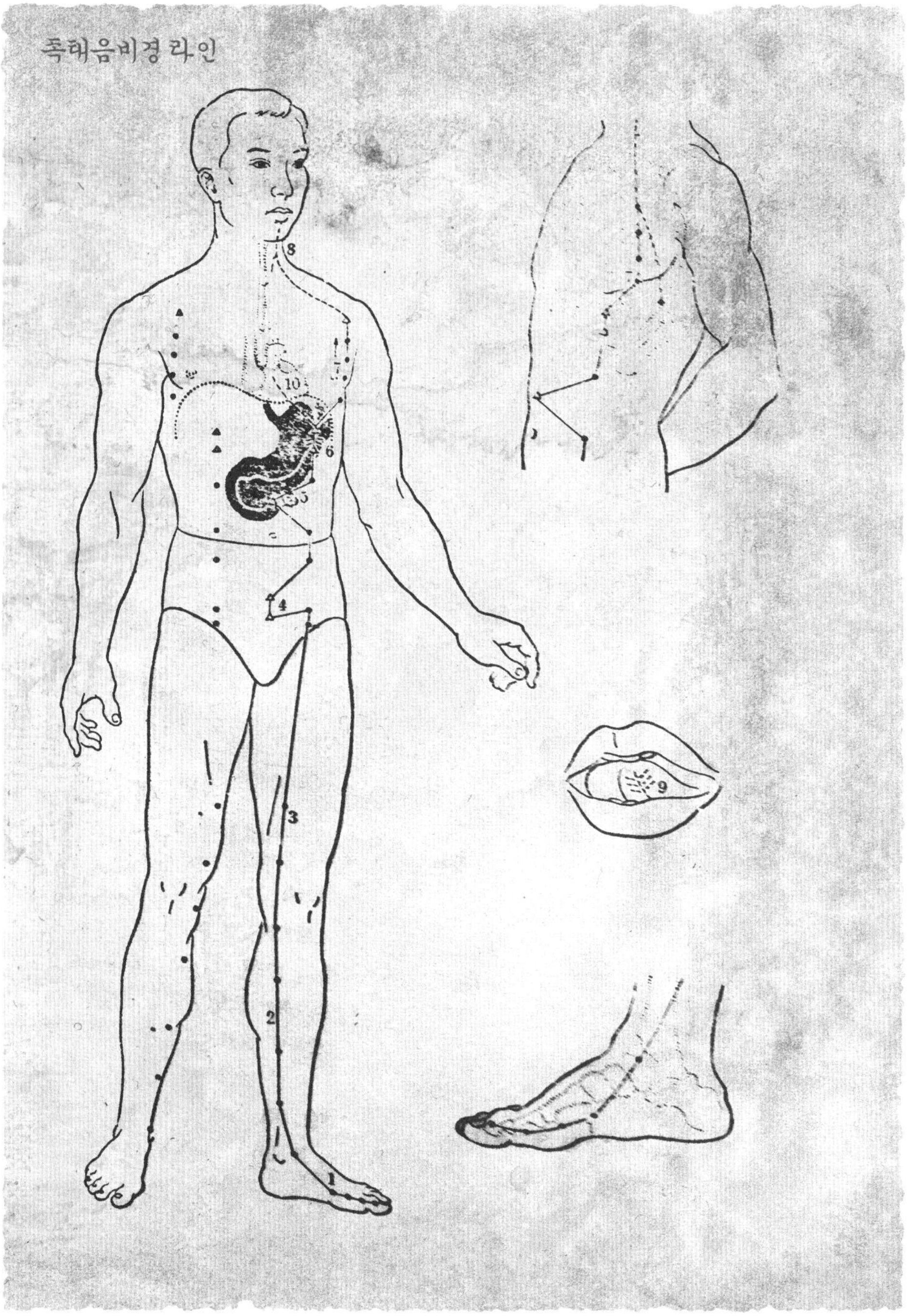

족태음비경 라인

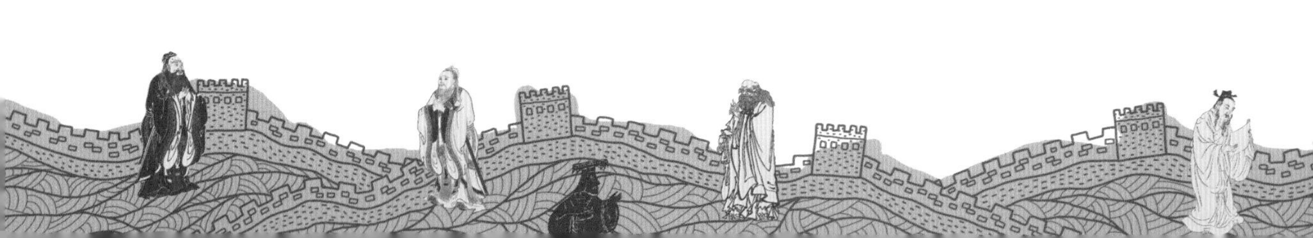

수소음심경 라인

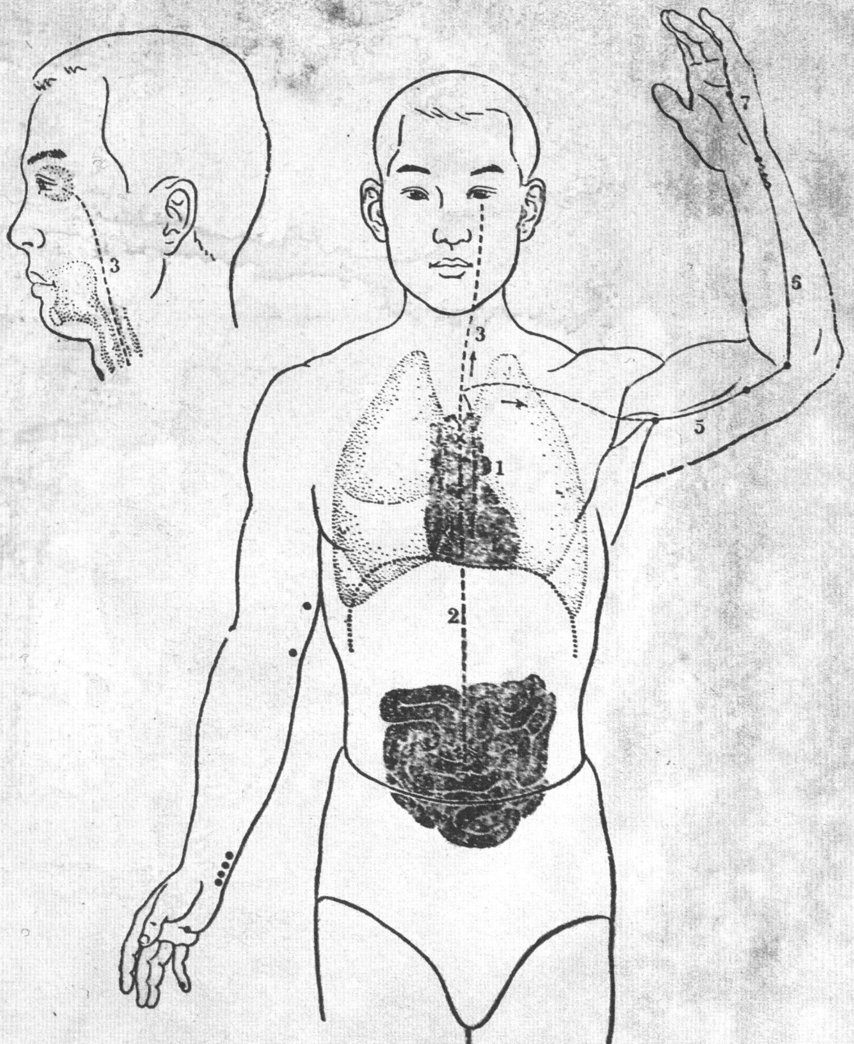

수소음심경 라인은 사지첨자세의 조건에 의하여 시현되지 않는다.

수5지가 짧아서 수5지 내측으로 인장감이 만들어질 수 없는 조건이기 때문이다.

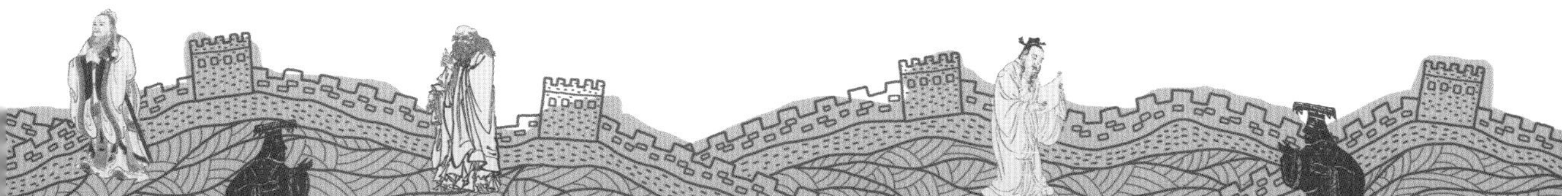

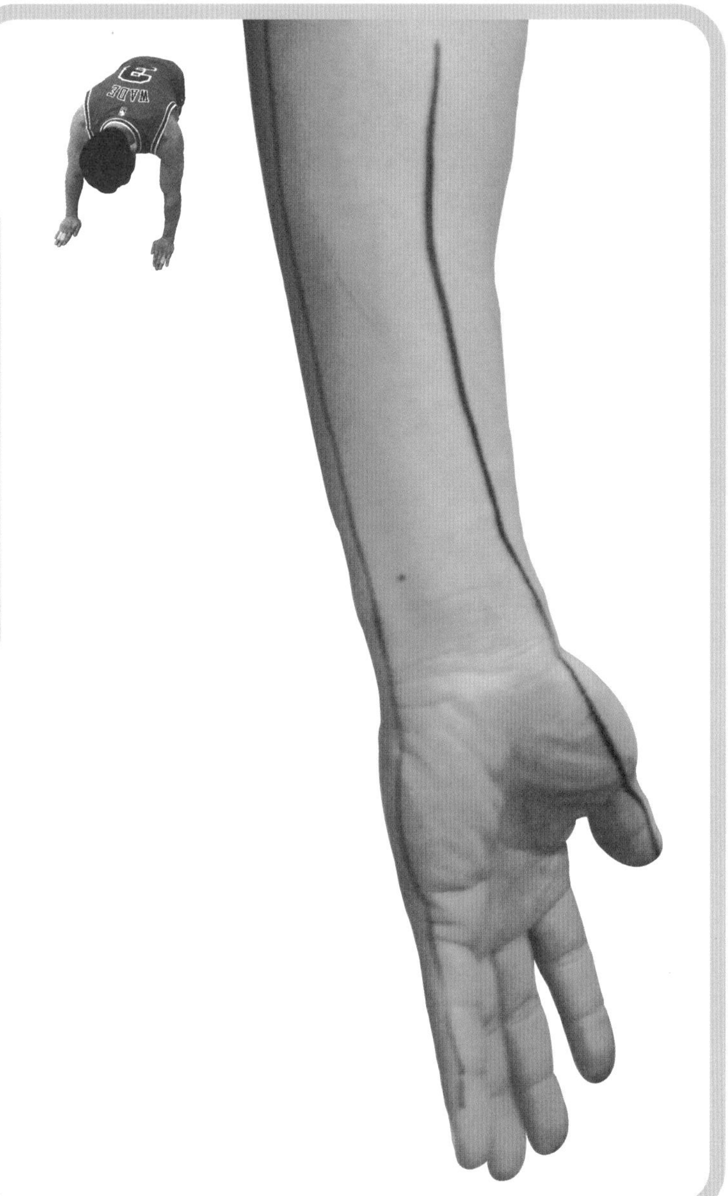

수태양소장경 시현 라인

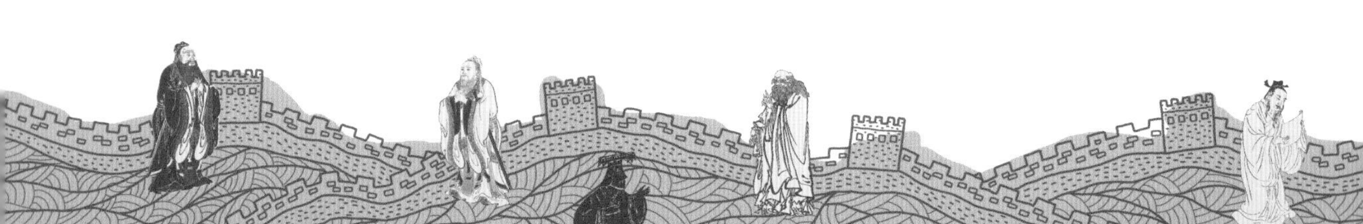

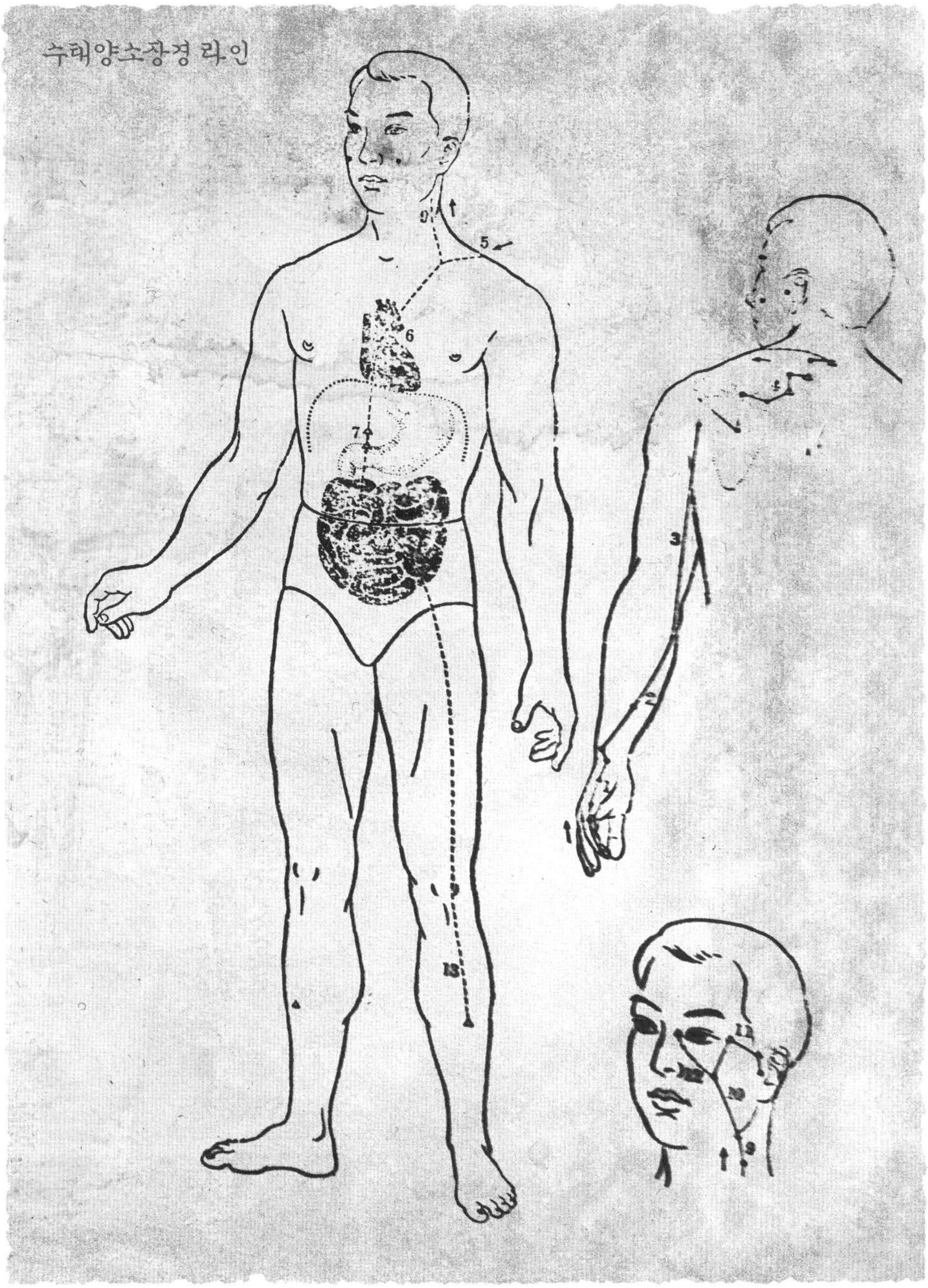

수태양소장경 라인

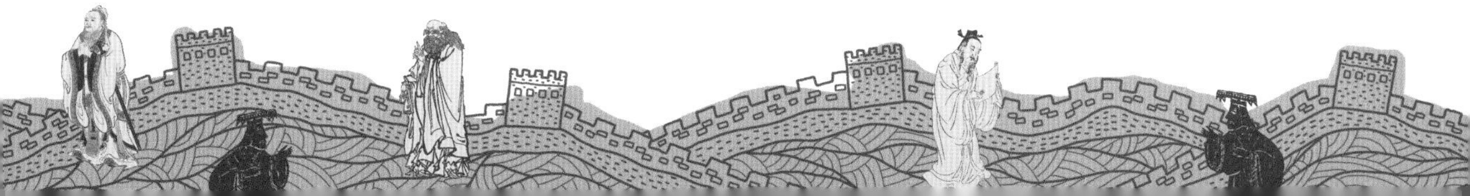

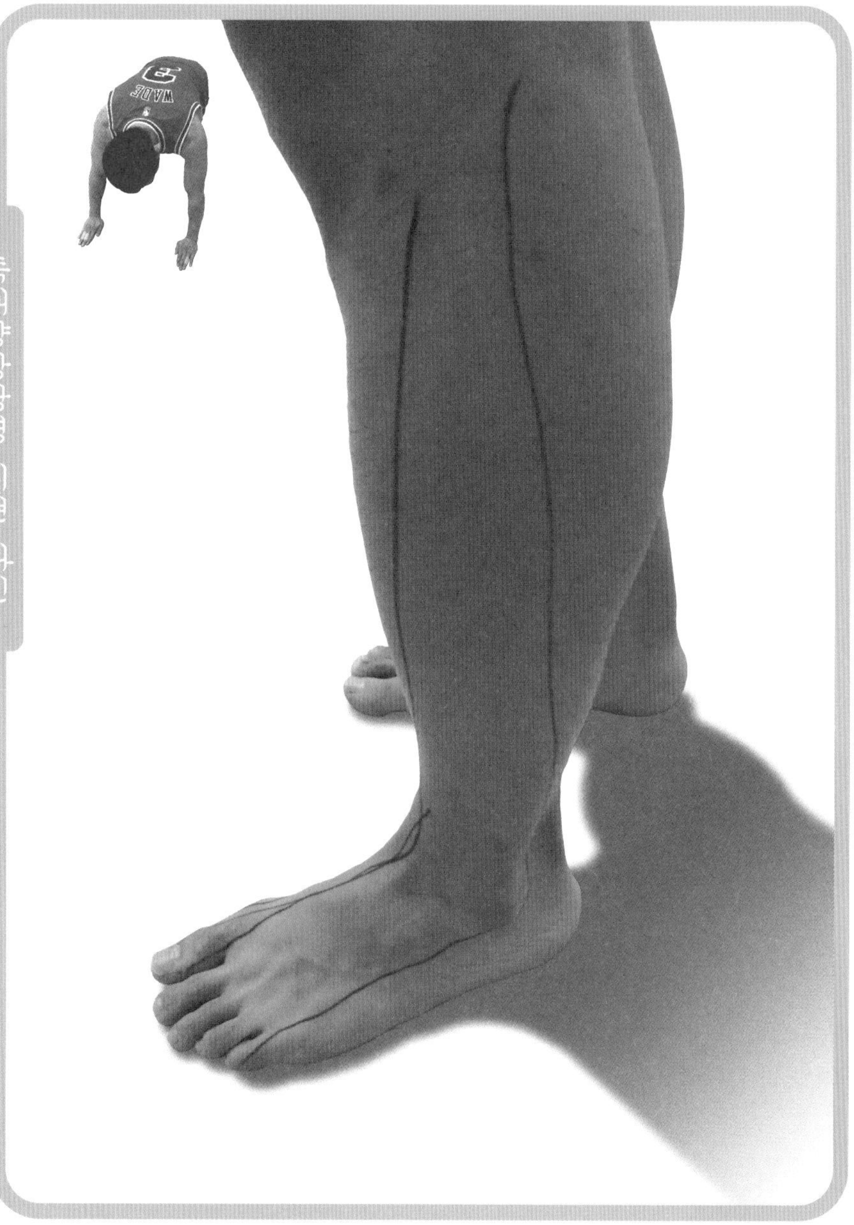

족태양방광경 시현 라인

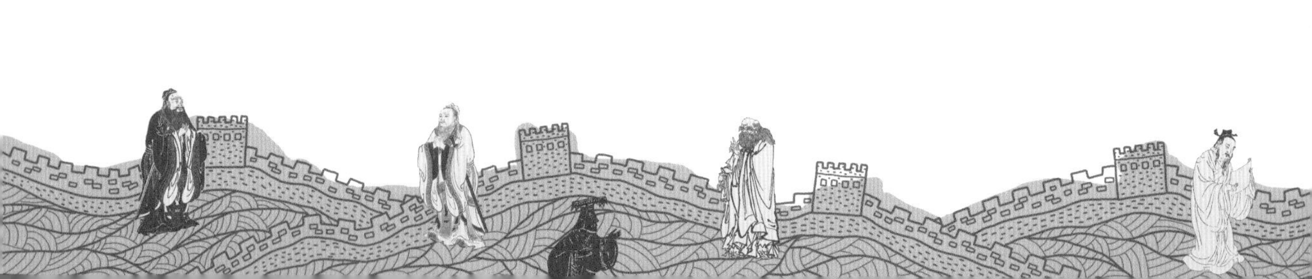

족태양방광경

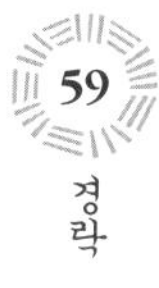

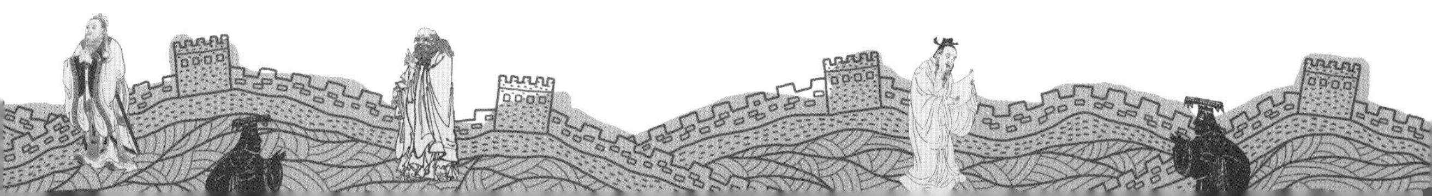

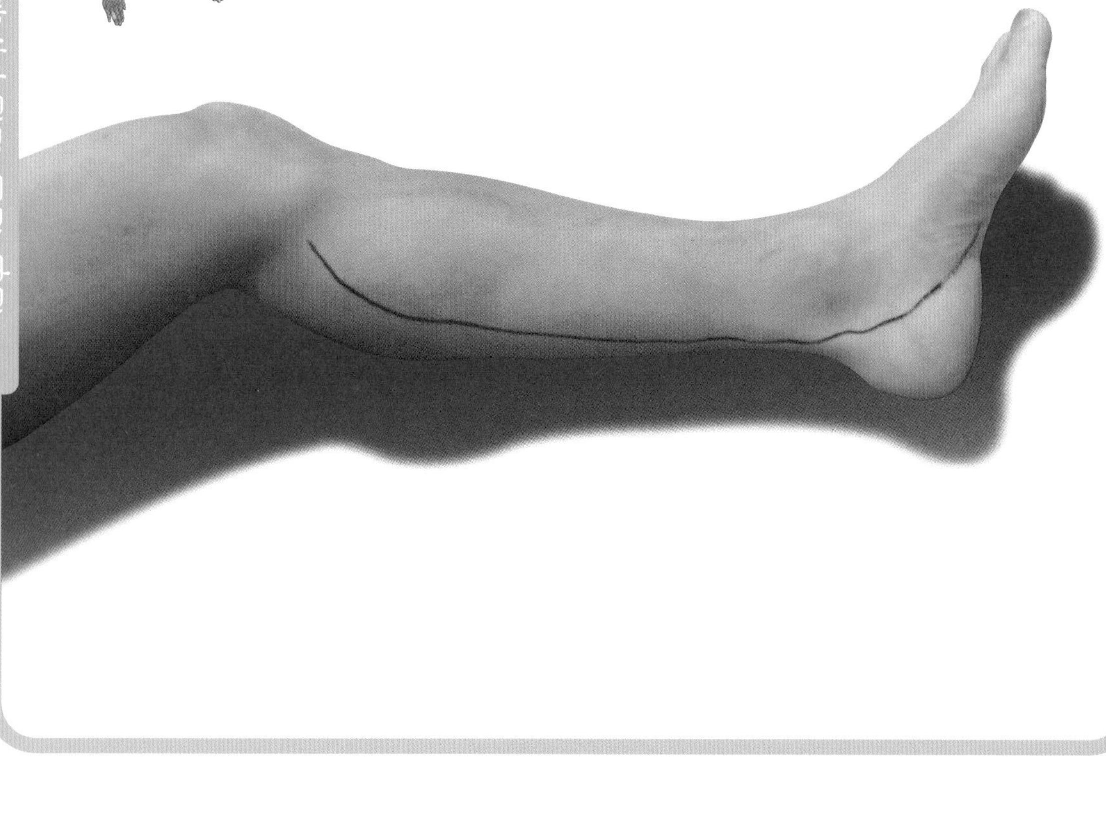

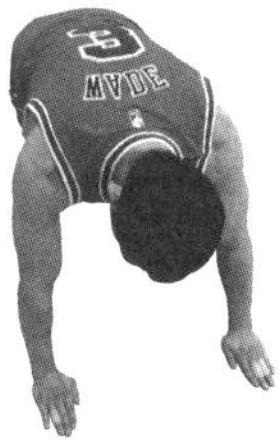

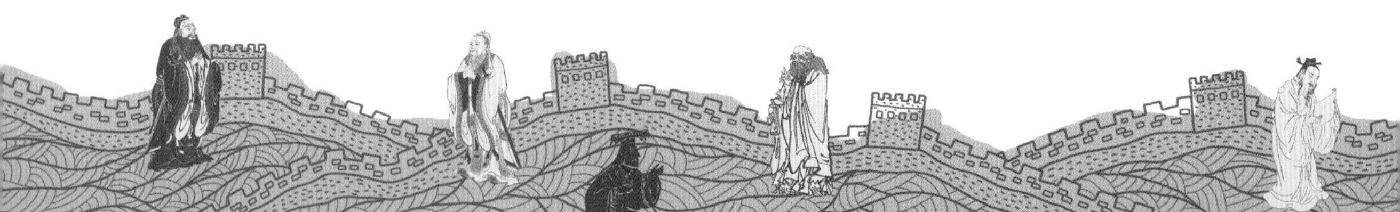

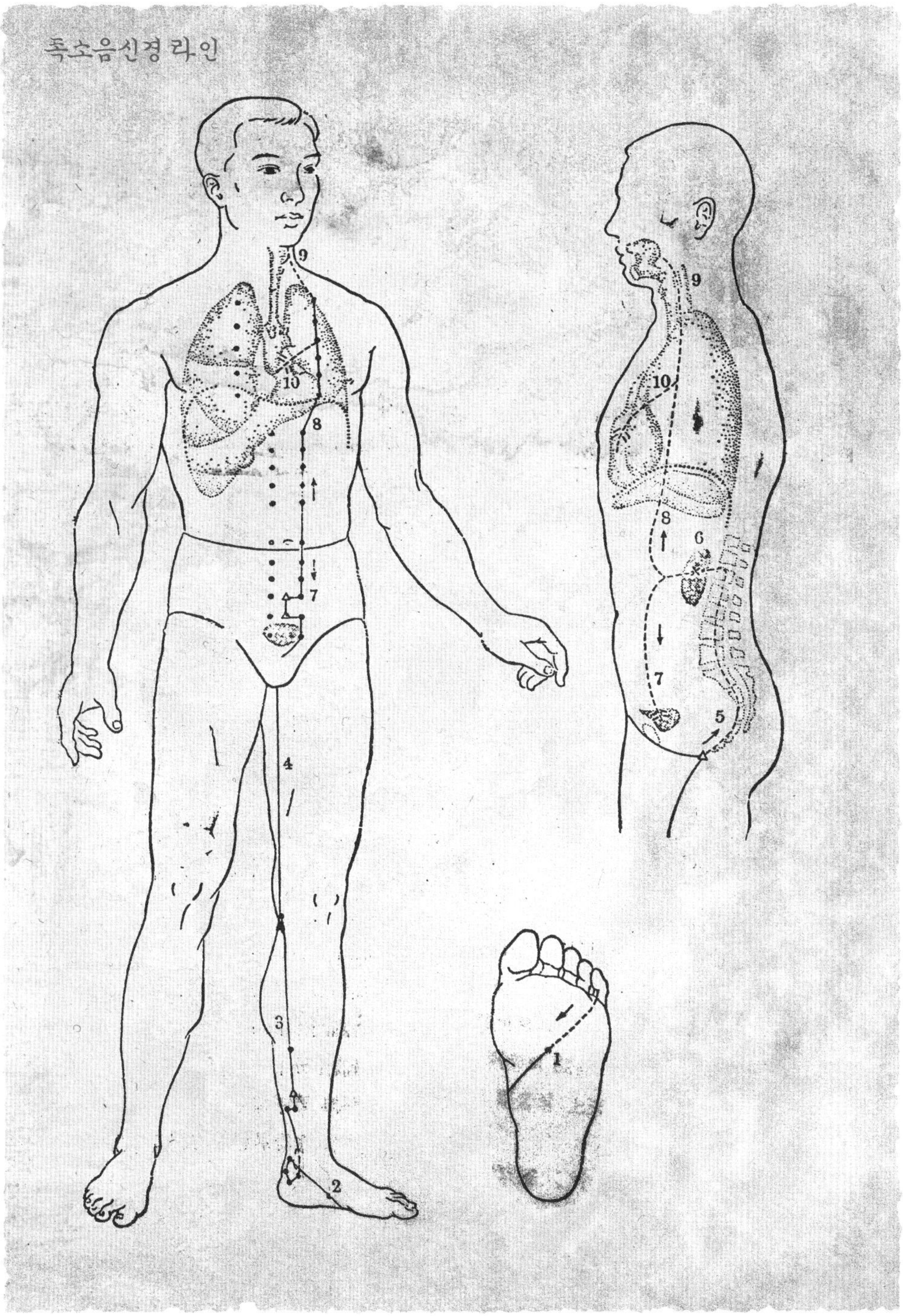

족소음신경 라인

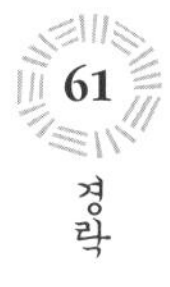

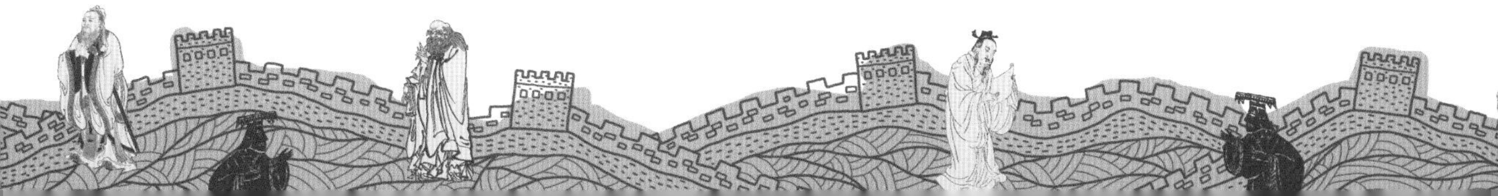

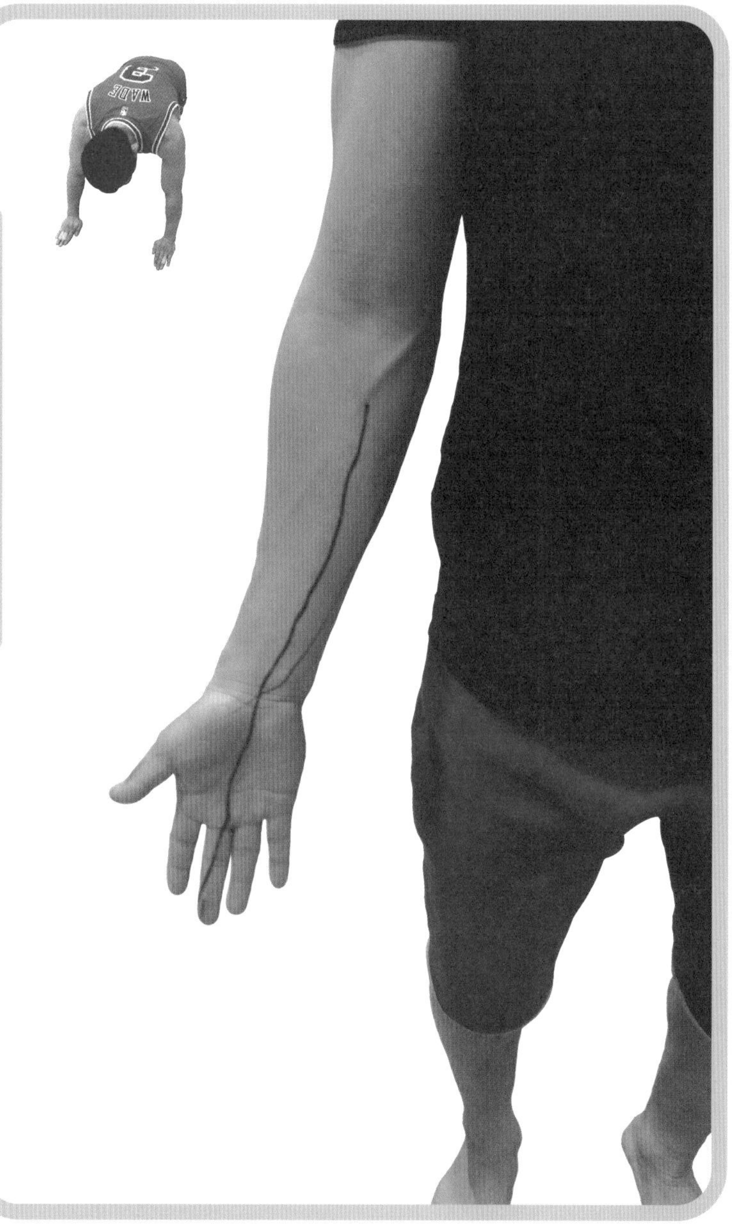

수궐음심포경 시현 라인

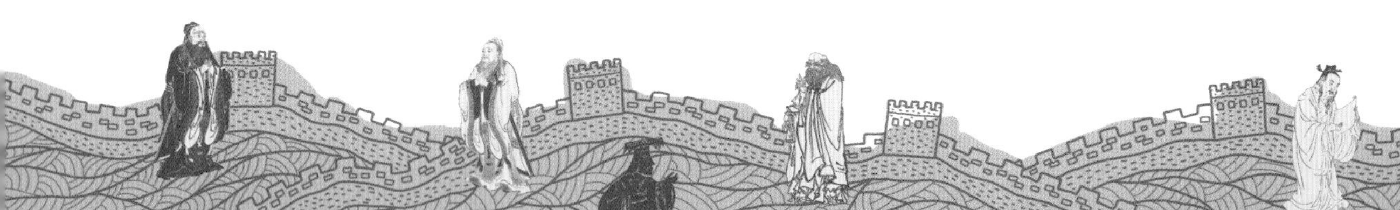

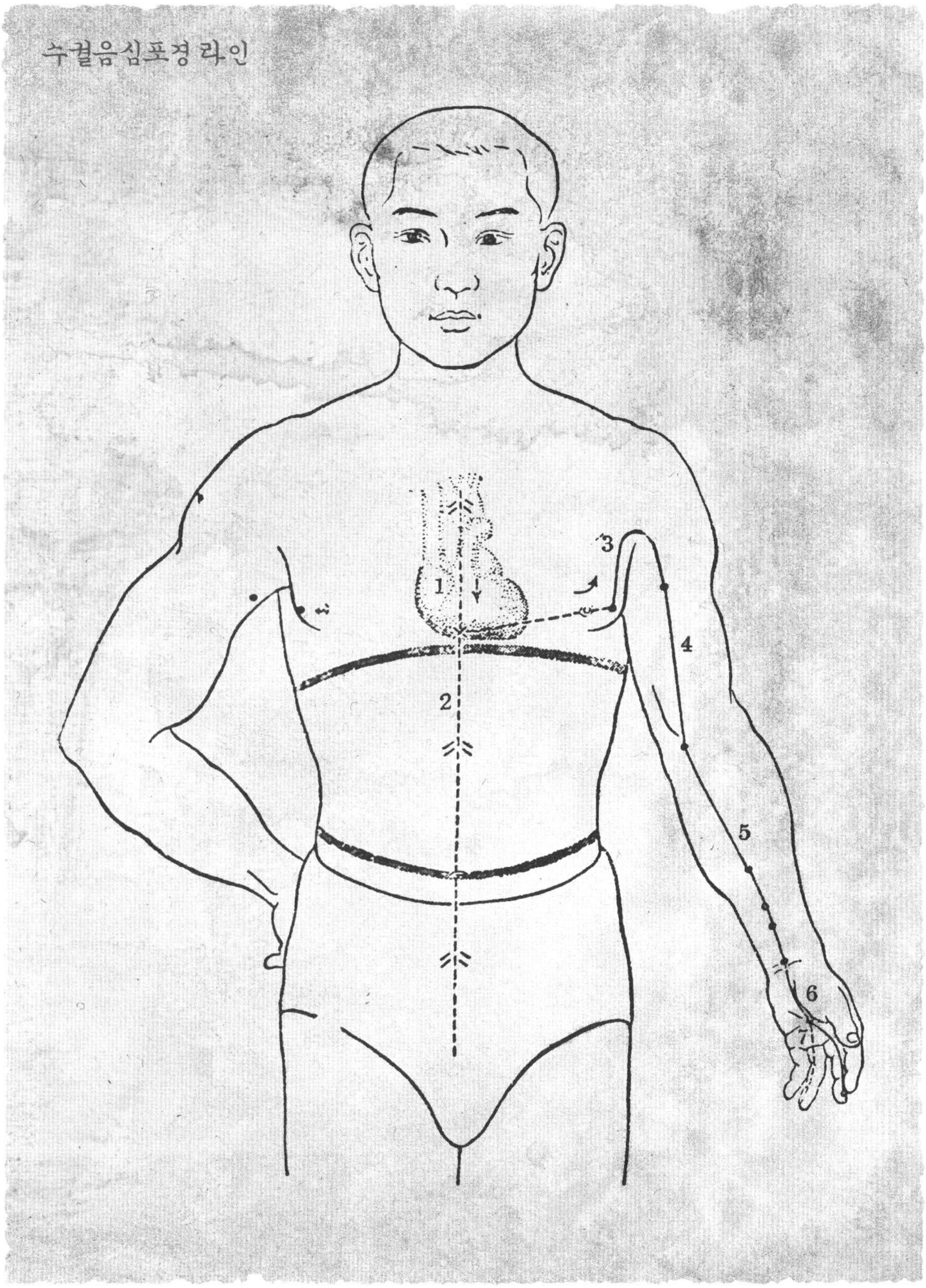

수궐음심포경락인

1
3
4
2
5
6

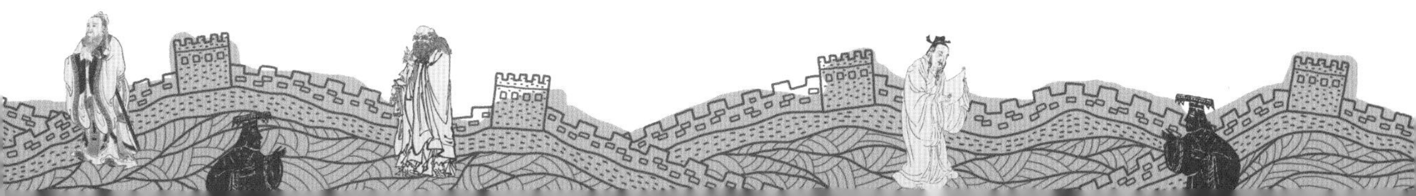

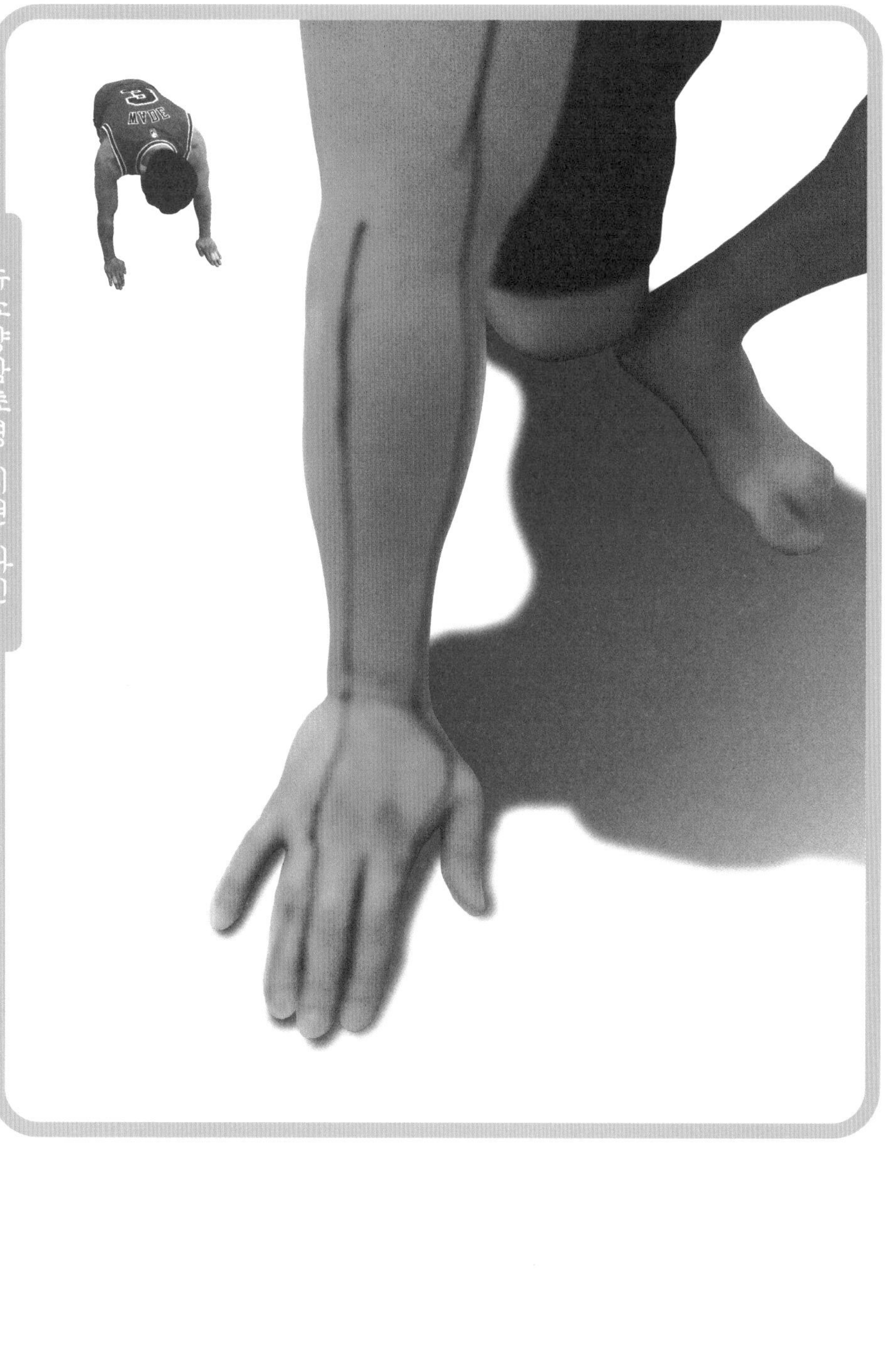

수소양삼초경 시현 라인

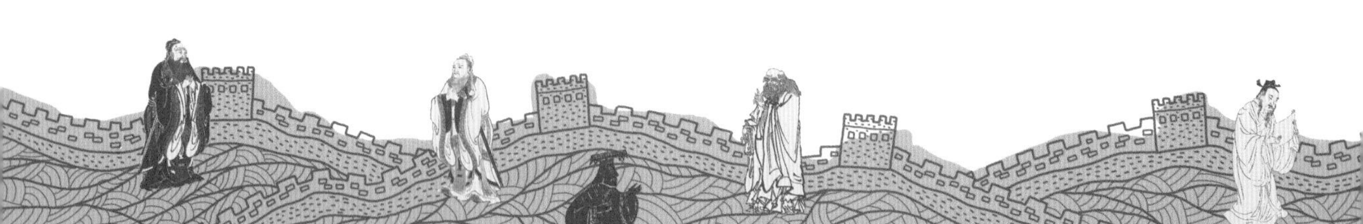

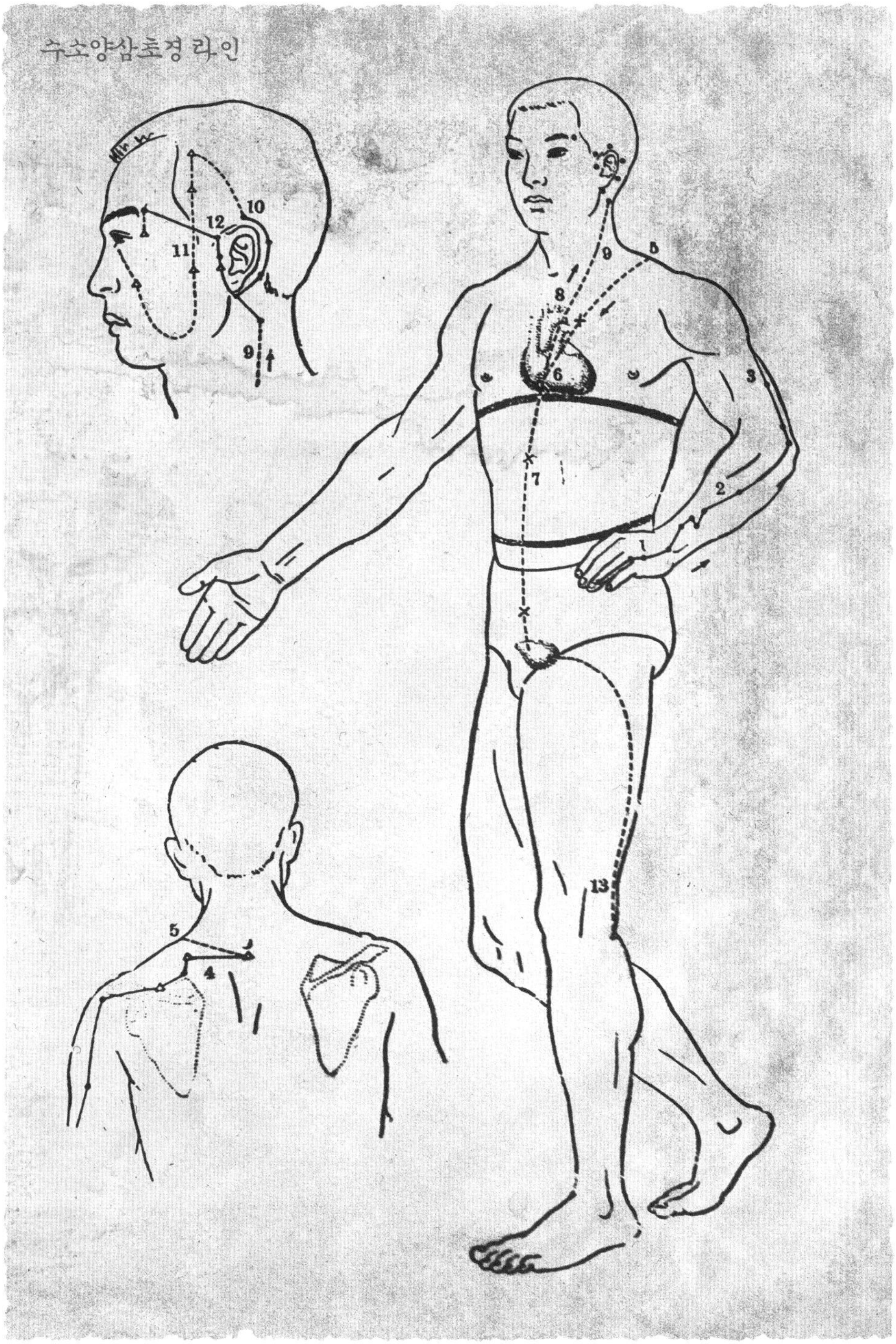

수소양삼초경 라인

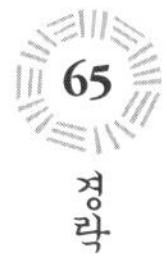

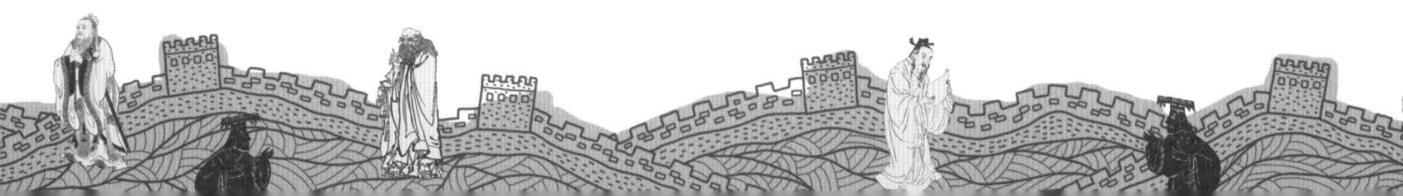

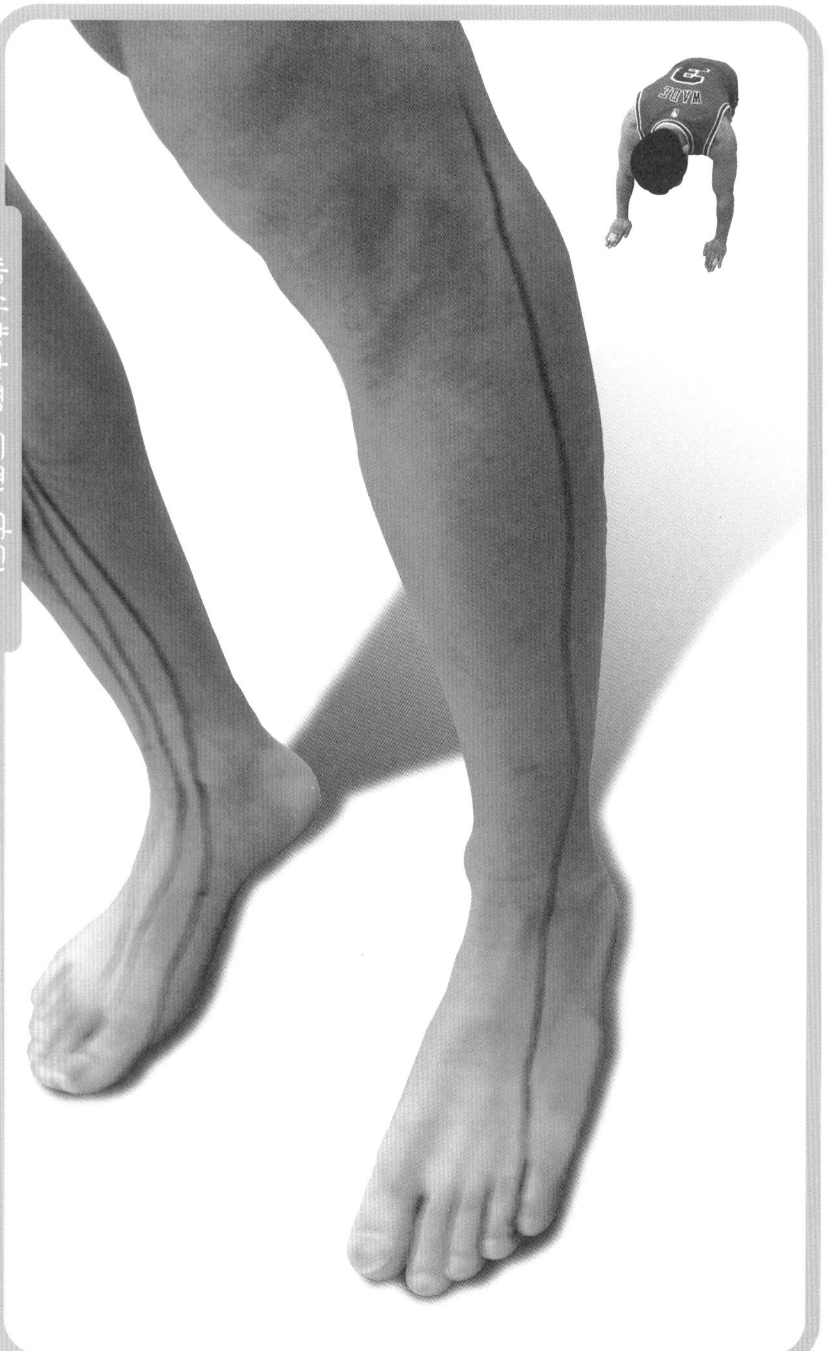

족소양담경 시현 라인

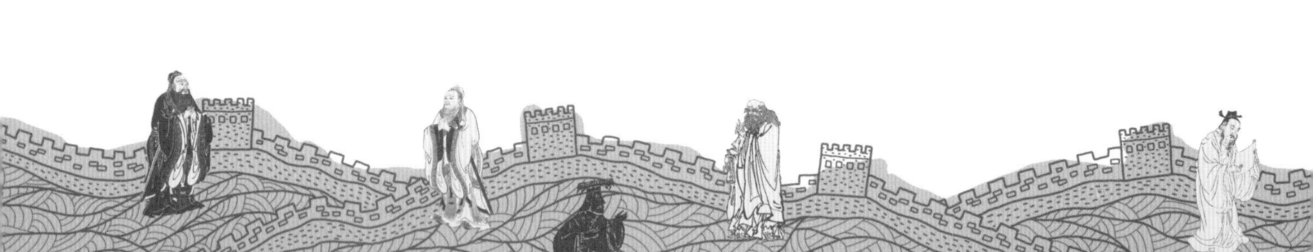

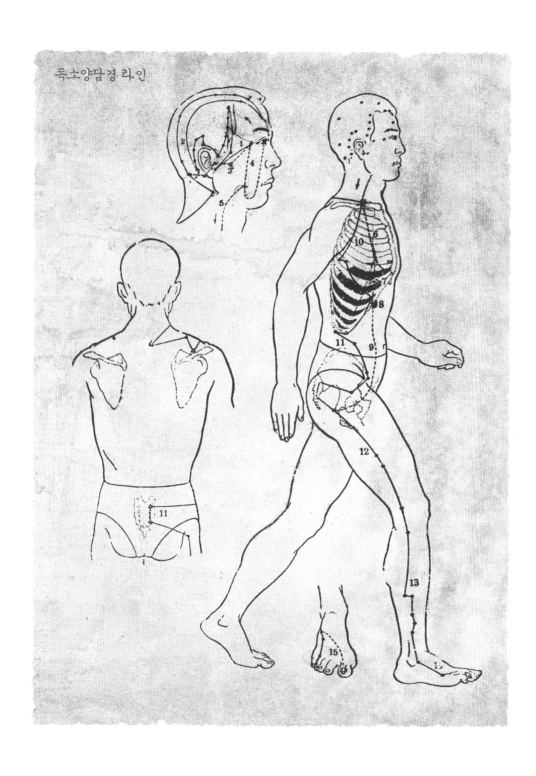

족소양담경 라인

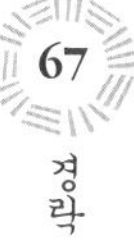

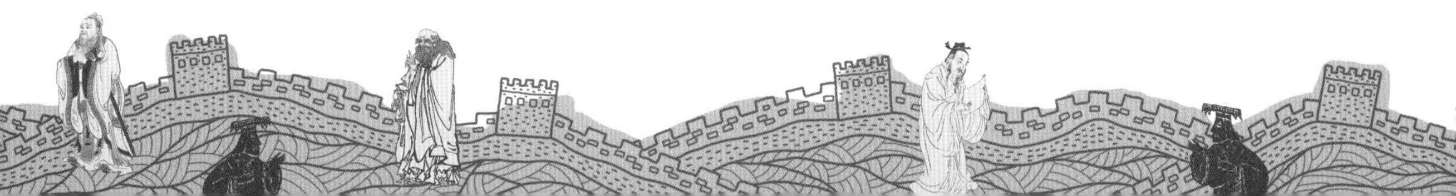

족궐음간경 시현 라인

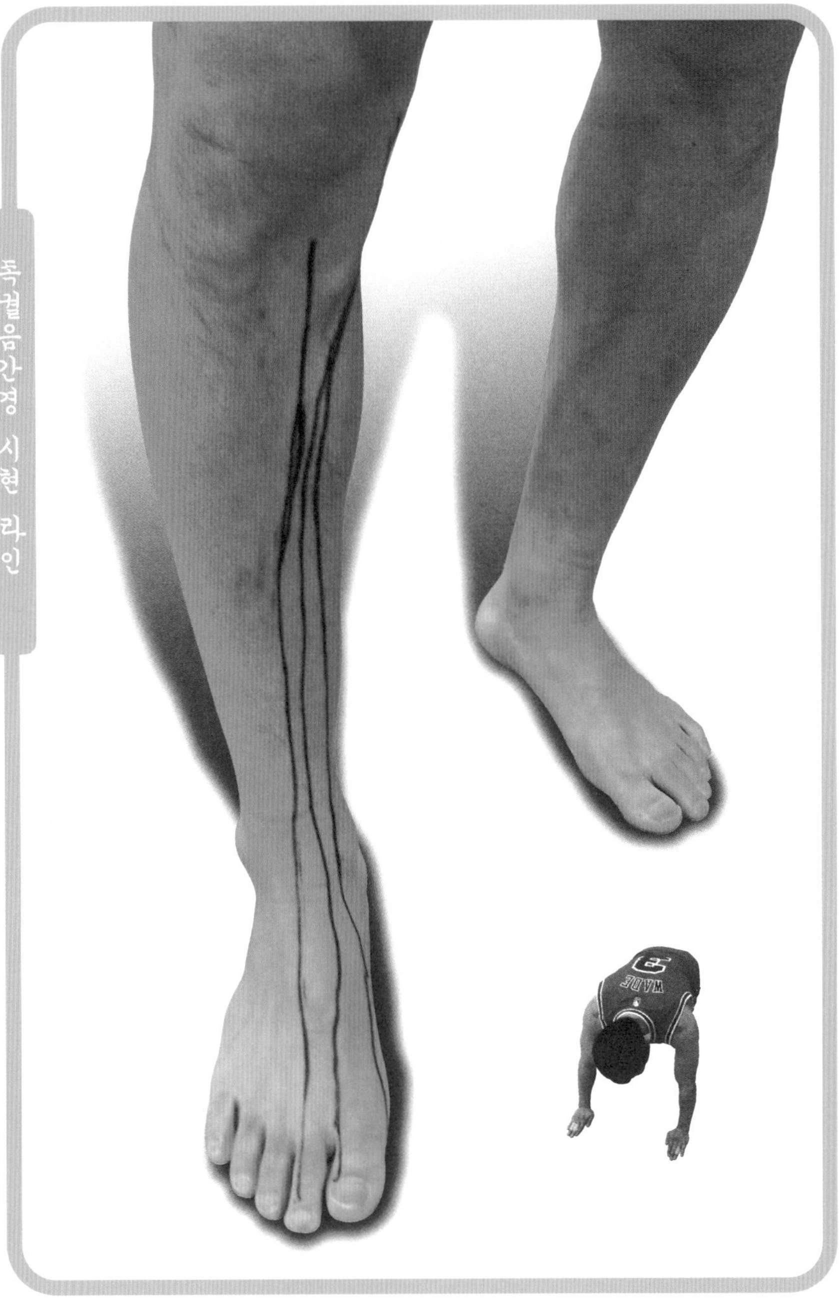

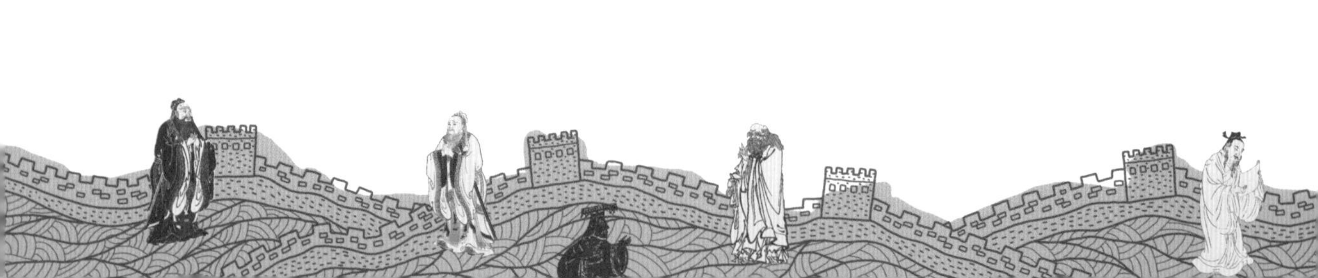

****추가 시현사진3장****

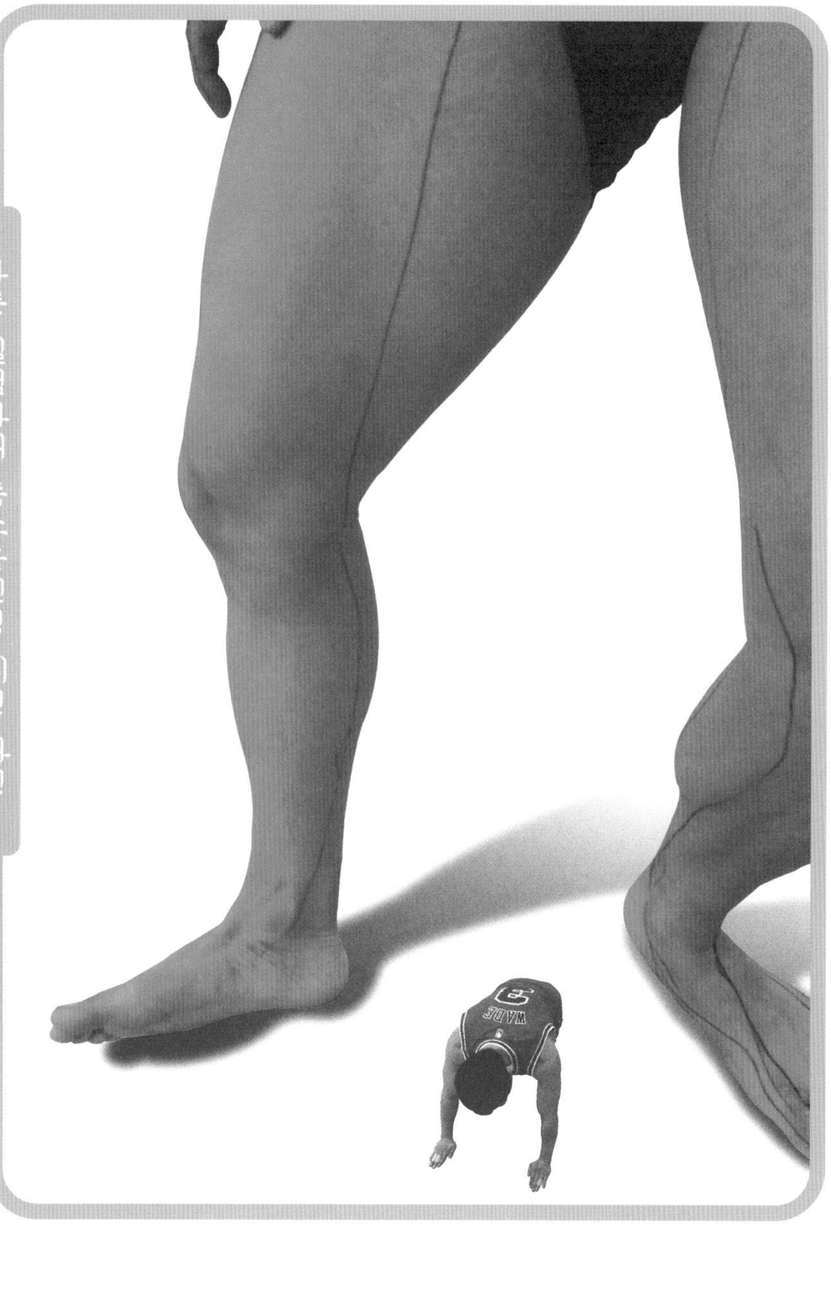

다른 실험자의 족소음신경 시현 라인

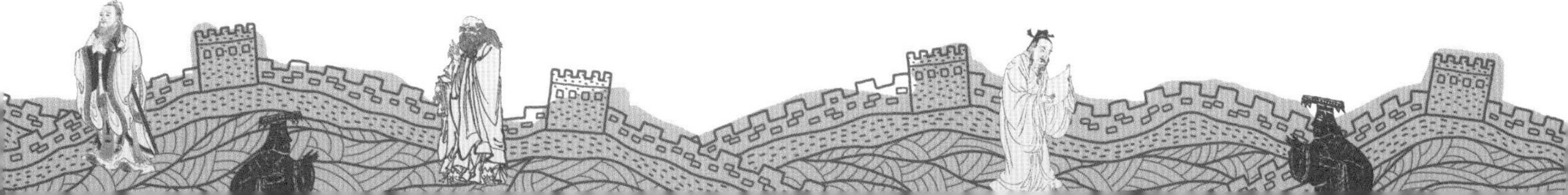

다른 실험자의 족양명위경 라인

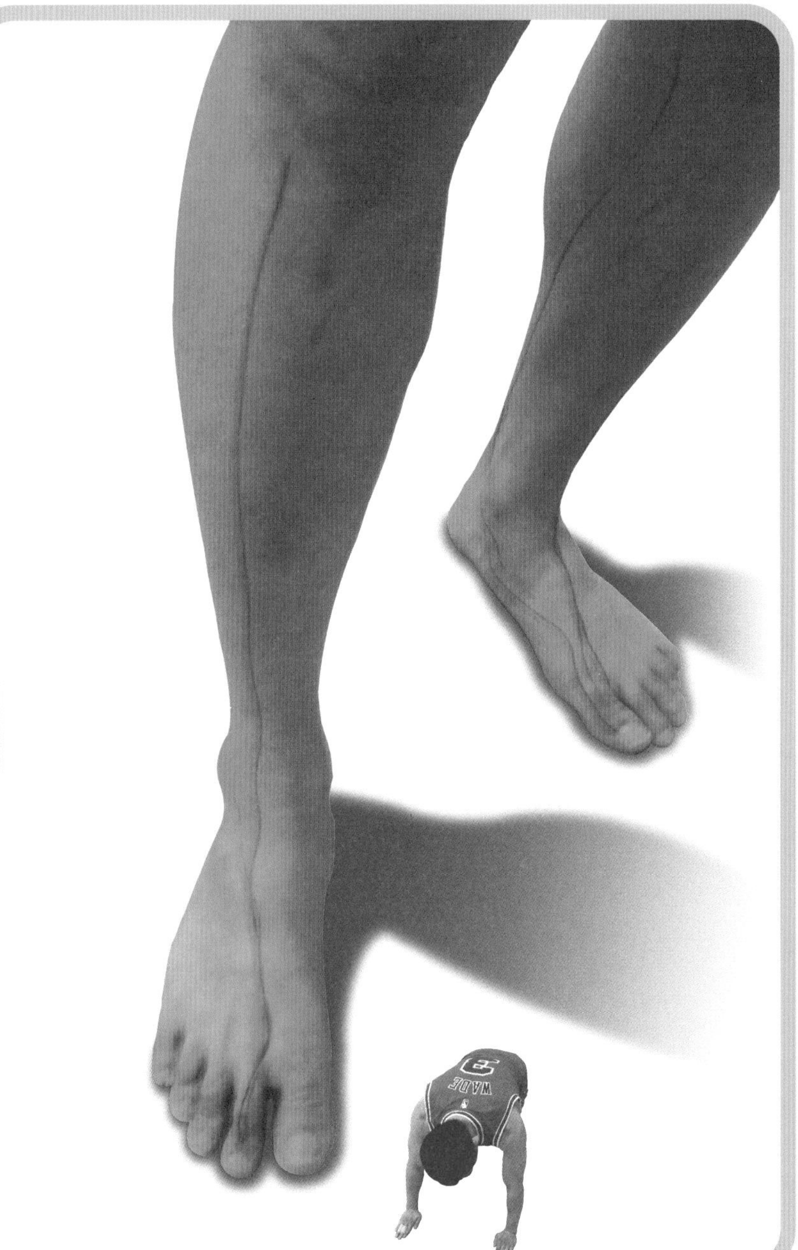

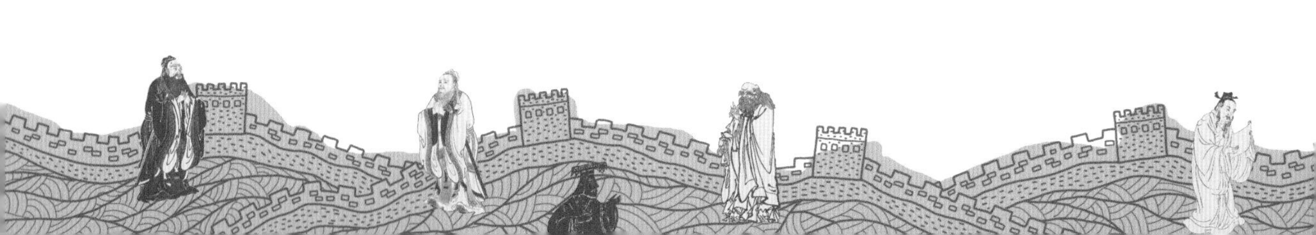

다른 실험자의 족양명위경 라인

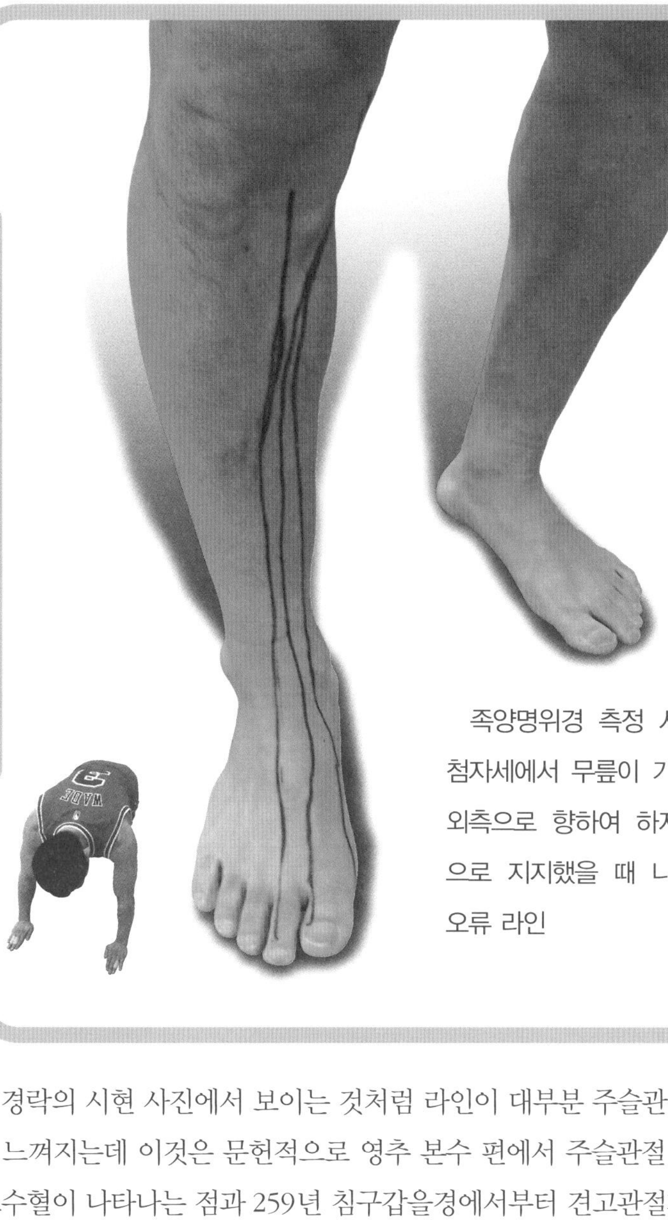

족양명위경 측정 시 사지 첨자세에서 무릎이 기준보다 외측으로 향하여 하지 내측으로 지지했을 때 나타나는 오류 라인

각 경락의 시현 사진에서 보이는 것처럼 라인이 대부분 주슬관절 이하에서만 느껴지는데 이것은 문헌적으로 영추 본수 편에서 주슬관절 부위까지만 오수혈이 나타나는 점과 259년 침구갑을경에서부터 견고관절까지 확대되고 당대(752년) 외대비요에 와서야 인체의 두부와 체간 부위의 경혈을 처음으로 12경맥에 배속된다는 점을 보면 시사하는 바가 크다.(『실용동씨침법』, p.8)

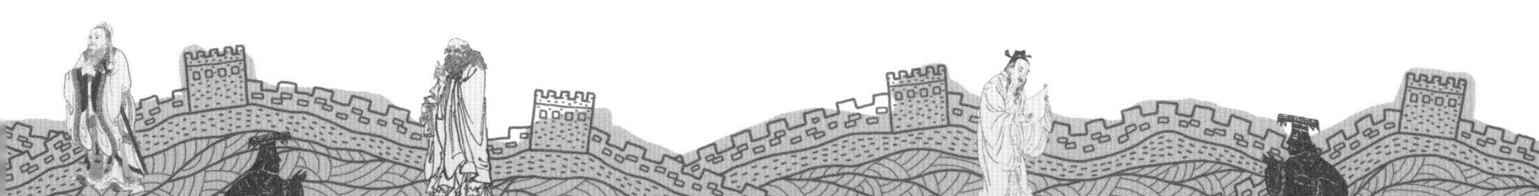

5. 사지첨자세에서 느껴지는 인장감은 현대 의학적으로 무엇인가?

사지첨자세에서 느껴지는 11개의 인장감 라인들은 사지첨자세를 유지하기 위한 반중력근 벡터vector들의 합과 연관된 근막과 피부에서의 장력으로, 촉각을 통해서 대뇌가 인지하게 되는 라인들이다.

사지첨자세를 취하면 근육과 힘줄 관절에서 자세를 유지하기 위한 고유감각 수용기 감지와 운동 명령이 이루어지는 동안 사용되는 근과 건에 연관된 부위의 근막 및 피부의 감각 세포에서 인장감이 감지되어 posterior column pathway를 통해 감각 정보가 척수 신경의 dorsal root로 들어가고 posterior column을 따라 위로 올라가서 medullla oblongata의 감각핵에 연접한 후 반대편으로 교차 올라가서 thalamus에 도달한다.

이후 primary sensory cortex 일차 감각 겉질에 도달하게 되면서 인지되는 것이 사지첨자세에서 느껴지는 라인상의 인장감이다. 고로 최초의 기공 수련자가 느꼈던 경락의 라인들은 사지첨 자세에서 일반 감각 중 기계수용체 중 촉각 수용기에서 받은 자극을 대뇌피질에서 인지되는 장력으로 보인다.

참고1) 마티니 해부생리학 감각에 대한 설명 중

여기서 기계수용기(mechanoreceptor)는 잡아당기거나 눌릴 때 또는 비

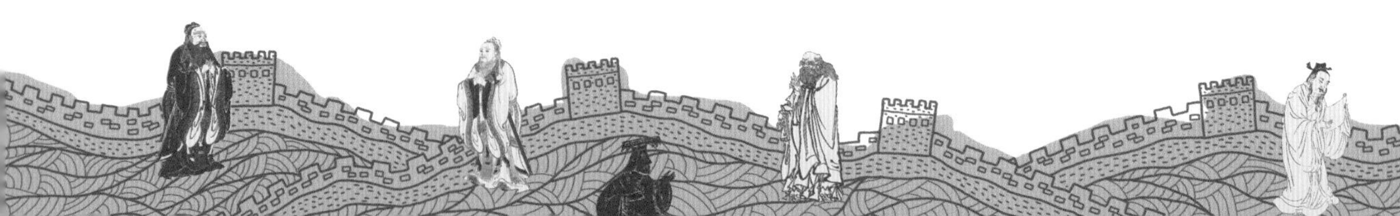

틀릴 때 자극을 받는데 이와 같은 자극에 의해서 감각 세포의 세포막이 변형되면 세포막의 이온 통로가 열리거나 닫히게 된다.

기계수용기는 세 종류가 있는데 촉각수용기(tactile receptor), 압력수용기(baroreceptor), 고유감각기(propriorecepor)가 그것이다. 촉각수용기는 촉각 압각 및 진동 감각을 감지하는데 이들 세 감각은 명확히 구분하기 어렵다. 촉각수용기는 단순한 자유신경종말(free nerve ending)부터 보조세포와 결합 조직이 가미된 복잡한 신경종말에 이르기까지 그 구조가 다양하다.

1. 자유신경종말(free nerve ending); 촉각과 압각을 감지
2. 털주머니종말(root hair plexus); 털이 꺾이는 것을 감지
3. 촉각원반(tactile disc); 미세 촉각 수용기
4. 촉각소체(tactile corpuscle); 미세 촉각 압각 및 난증 주파수 진동 감지
5. 층판소체(lamellated corpuscle); 강한 압각과 높은 주파수 진동 감지
6. 루피니소체(ruffini corpuscle); 피부의 진피 깊은 층에 위치하며 피부가 늘리거나 당겨질 때 자극을 받는다.

참고2) 인간의 감각

일반 감각; 감각 수용기가 온몸 곳곳에 흩어져 있으며 그 구조가 비교적 간단하다.

종류

통각 수용기(nocieptor); 통증 감지

온도 수용기(thermorecepor); 온도 감지

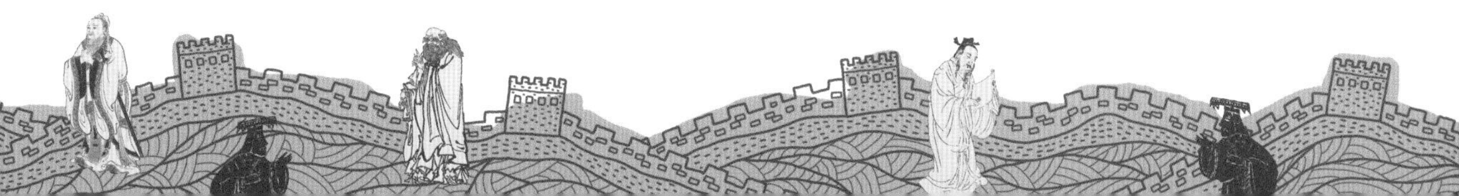

기계 수용기(mechanorecetor); 촉각 압각 자세 감지

1. 촉각 수용기; 촉각 압각 진동 감각을 감지한다.

2. 압력 수용기; 내장기관의 압력의 변화를 감지하여 자율신경 계통의 기능을 조절한다.

3. 고유 감각기; 관절의 위치, 힘줄과 인대에 가해진 장력및 근육의 수축 상태를 감자힌다.

(golgi tendon organ은 근육수축시 건의 인장감을 감지 이완시키는 기능 /muscle spindle은 근육 길이가 늘어날 때 strectch reflex를 통해 수축하는 기능)

화학 수용기(chemorecetor); 화학 자극 감지

특수 감각; 후각, 미각, 시각, 평형 감각, 청각

특수 감각은 일반 감각에 비해 복잡한 구조의 감각 기관을 통해 감지되지만, 특수 감각 수용기에서만 감지되어 대퇴 겉질과 뇌줄기의 특정 부위로 전달된다.

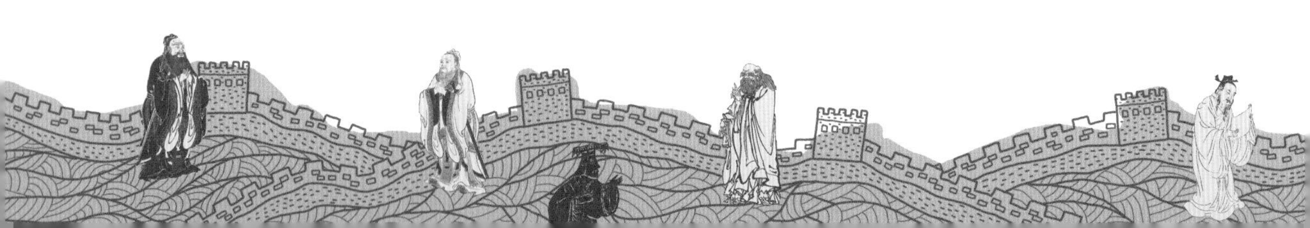

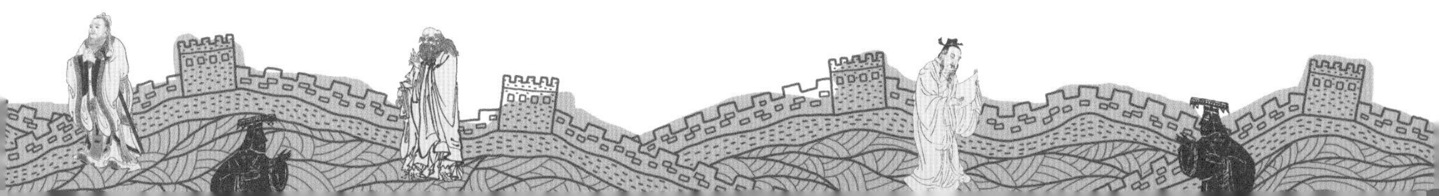

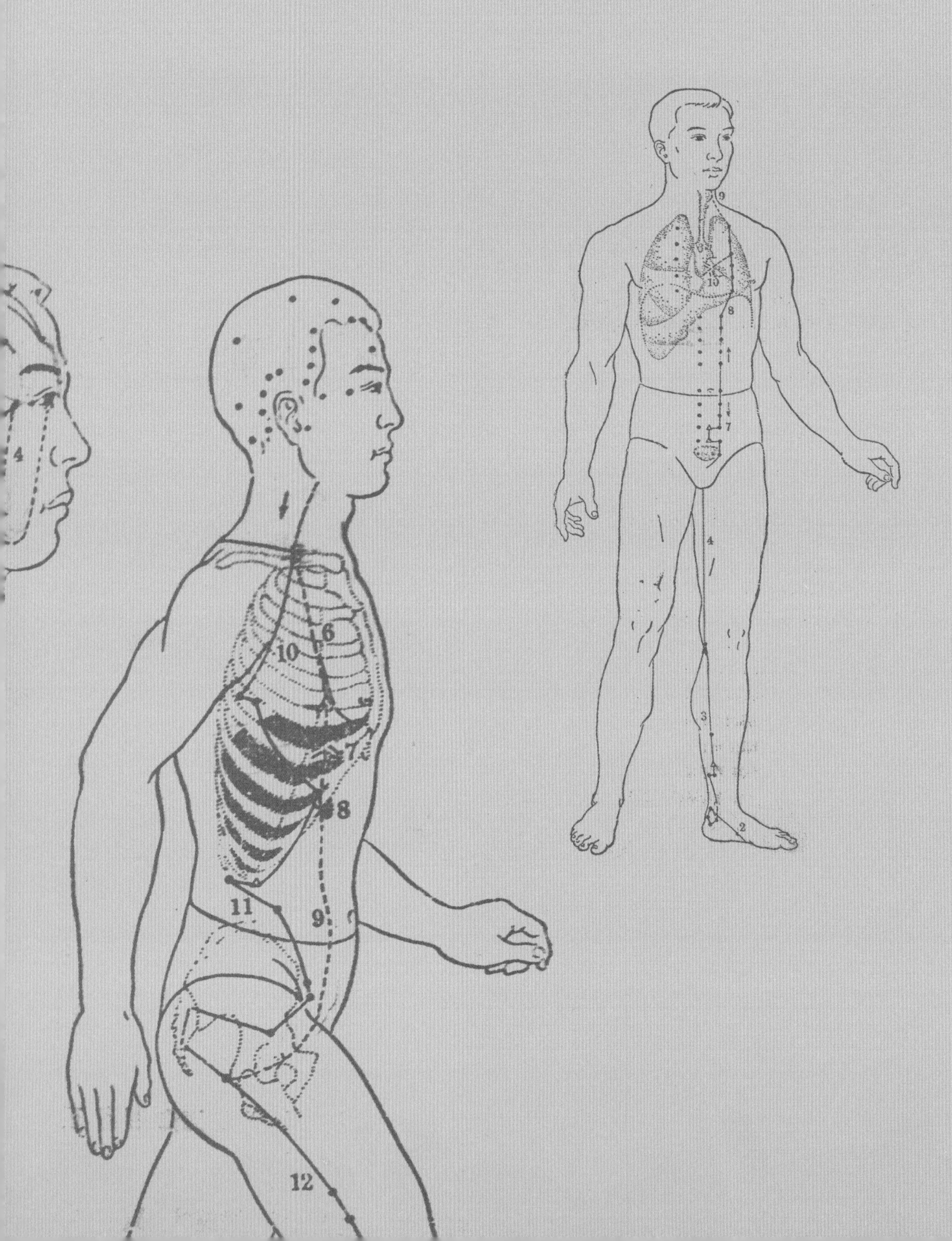

4
6
10
7
8
11
9
12
9
8
7
4
3
2

한의학 기초 명제와 이론

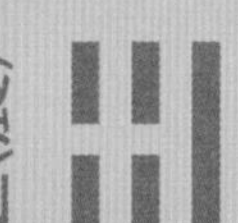

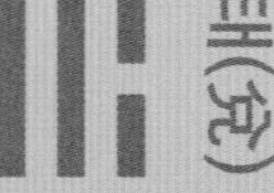

6. 한의학에서 기란?

기氣의 개념은 옛사람들이 밥을 먹으면 기운이 나는데 그것이 무엇인지 알 수는 없지만 '그런 것이 있는 것' 이라 인식했고, 그 무엇인가를 밥이 지어질 때 수증기가 올라오는 증기로 보고 취상한 것이 어원적인 기의 개념이다. 이런 어원적 기를 '곡기' 라고 했는데 이것은 현대 의학적인 ATP의 2, 3번째 인산 결합에 있는 자유 에너지(결합 에너지)와 동일하다

식사를 통해 섭취된 탄수화물은 글루코스glucose(6탄소, 포도당)로 분해되고, 세포 내에서 글루코시스glycosis 과정을 통해 피루브산염(pyruvate, 3탄소, 에스테르)이 된다. 이 피루브산염이 미토콘드리아 속으로 들어와서 활성아세트산(acetyl-Co A, 2탄소)로 분해되고, 활성아세트산이 미토콘드리아 막간 내에서 수소이온(H+)의 이동 경로를 따라서 미토콘드리아 내에 수소이온 농도 경사가 발생한다. 이어서 안쪽으로 이동하면서 위치 에너지와 회전 에너지가 화학 에너지로 전환, 아데노신2인산(ADP)에서 아데노신3인산(ATP)으로 변화한다. 즉 글루코스 1분자당 산화 과정에서 38ATP가 만들어지는 것이다.

이렇게 만들어진 ATP는 H2O와 가수분해에 의해서 ADP+H2PO3-와 7.3kcal에 해당하는 화학에너지로서 자유에너지 발생의 원천 역할을 하는 것이다. 이 과정에서 아데노신삼인산가수분해효소(ATPase)의 종류에 따라 화학적 에너지는 삼투적 위치에너지로 변환하거나 역학적 에너지로 변화하여 우리 몸에서 발생하는 모든 에너지의 근원이 되는 것이다.

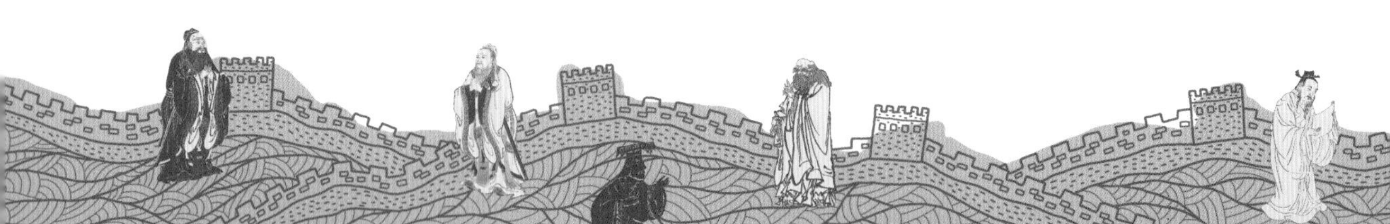

지방과 단백질도 활성아세트산으로 변환된 이후는 같은 과정을 밟는다. 이러한 세포 내에서의 효소 물질 변화를 통해서 발생하는 에너지가 바로 한의학에서 말하는 기와 동일하다고 말할 수 있다. 물론 한의학의 역사에서 이러한 변화와 발생의 과정을 실증적으로 제시한 적은 없지만, 기의 발생 자체가 에너지의 발생과 정확히 일치한다는 사실을 통해서 한의학의 직관 자체가 갖는 의학적 유용성은 존중받아 마땅하다.

經氣경기
眞氣진기
先天之氣선천지기
原氣원기
腎間動氣신간동기
宗氣종기
營氣영기
衛氣위기
臟腑之氣장부지기(간기, 심기, 비기, 폐기, 신기)

『침구치료학』, p.136, 임종국 저, 집문당 2001.

기란 인체의 전체 또는 국소 부위의(장기 또는 물질) 기능이 이루어지도록 하는, 눈으로 볼 수도 만져지지도 않는 '그 무엇'이다. 즉 에너지를 표현한 말이다. 한의학에서 사용되는 기가 아데노신3인산이 가수분해될 때 발생하는 자유에너지를 말한다. 부위나 형태와 기능에 따라 명칭만 달리 세분화될 뿐이다.

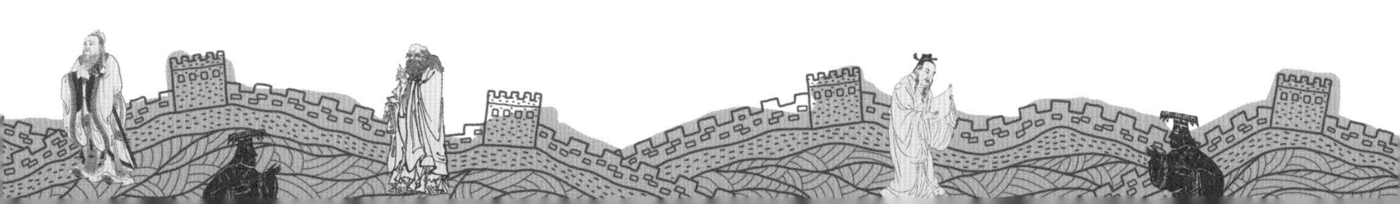

7. 음양이란?

'음양' 이란 개념은 형용사적인 함의와 명사적인 함의로 나누어 이해할 수 있다.

첫 번째로 두 가지 비교상수의 상대적인 상태를 나타내는 말로 '음적이다', '양적이다' 를 표현한 형용사로서의 음양이다. 형용사적 음양 개념은 기본적으로 두 개의 상수(비교 대상)를 필요로 하는데, 동일한 에너지의 성질이나 형태(비교 기준점) 상에서 에너지가 큰 것은 양이고 에너지가 작은 것은 음이다. 에너지는 그 성질과 형태에 따라 빛에너지, 파동에너지(소리에너지 포함), 열에너지, 운동에너지, 위치에너지, 화학에너지, 핵에너지, 자기장에너지, 전기에너지 등으로 분류한다.

산꼭대기와 산기슭을 예를 들어 비교하면 위치에너지 측면에서는 산꼭대기가 양이고 산기슭은 음이다. 열에너지를 놓고 보면 산꼭대기가 음이 되고 산기슭이 양이 된다. 빠른 것과 차가운 것은 기준이 되는 에너지 형태가 다른 까닭에 빠른 것은 양이고 차가운 것은 음이라는 명제가 성립이 되지 않는다.

또한 비교상수가 명확하지 않으면 명제가 맞을 수도 있고 틀릴 수도 있는 것이 되어 명제가 성립하지 않는다. 산꼭대기가 에베레스트라면 열에너지 차원에서 이론의 여지없이 산꼭대기가 음이 되고 산기슭이 양이 되지만, 몇 미터 안 되는 산이면 열에너지 차이가 없을 수도 있기 때문이다.

그런데 주역을 비롯한 전통적으로 한의학에서 사용되는 음양의 분류에 애초부터 이런 비교상수를 일부만이라도 기준에 맞게 적용해서 분류했더

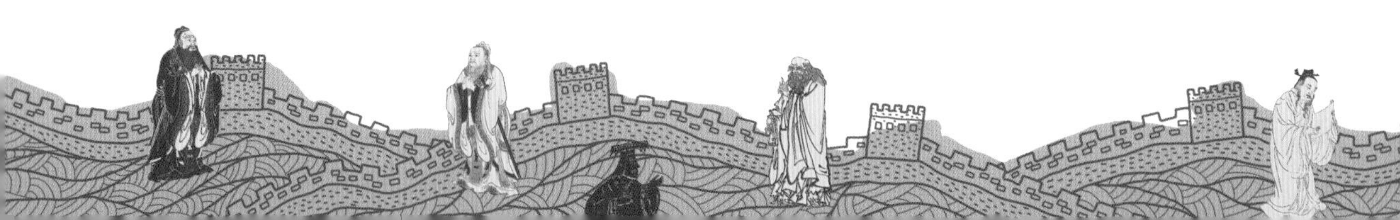

라면(반례나 예외가 있음을 전제하고 항시 기준을 명시해야 함에도 불구하고) 비교상수를 아무런 비교 기준 없이 음양으로 나누어 관습적으로 일반화시키는 문제를 막을 수 있었을 것이다.

두 번째는 음양 자체의 본성으로 비교상수를 뜻하는 명사로서의 음양이다. 예를 들면 다음과 같이 구분할 수 있다.

□자연

–양; 자연(천 양 동 건 강 고 대 일 주 서 외 기 전 좌 상 동 남 생 원)

–음; 인위(지 음 정 곤 유 저 소 월 야 한 내 우 후 우 하 서 북 성 방)

□인사

–양(소 양 군 부 생 길 복 공 도 진 시 귀 남 신 영 기 진 부 육부 실)

–음(노 음 신 모 망 흉 화 과 기 위 비 천 녀 귀 욕 혈 퇴 부 오장 허)

이런 명사적 음양도 역시 최초의 인식은 에너지 형태의 크기에 따라 상대적으로 인식한 것이다. 그런데 비교상수는 비교 에너지의 형태에 따라 달라지는 것이기 때문에 참도 될 수 있고 거짓도 될 수 있는 만큼 명제라 할 수 없는 것이 된다. 명사적 음양으로 사용할 때는 그것이 어느 에너지 형태의 비교일 때 음양인지를 항시 다시 한 번 생각해야 하며, 음양의 의미를 고정시켜서는 안 된다.

예를 들면 외外는 양이 되고 내內는 음이 되는 것은 항시 그런 것이 아니라 밖은 빛에너지를 많이 받고 음은 빛에너지가 차단되니 밖은 양이고 안은 음이 되는 것이다. 그러나 지표면을 중심으로 생각한다면 지표보다 지구핵이 열에너지가 당연히 크기 때문에 안이 양이고 밖이 음이 된다는 것이다.

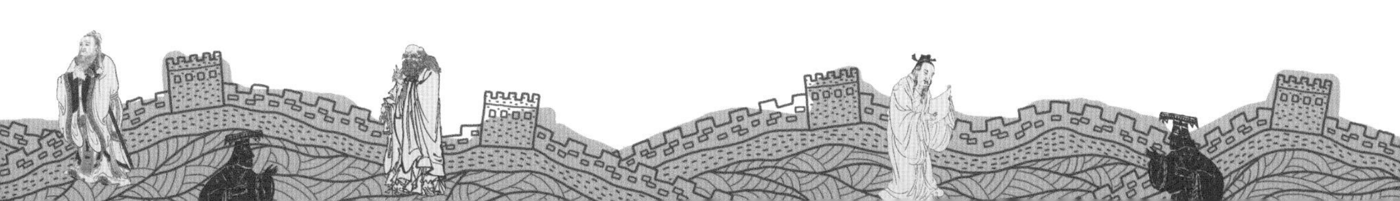

8. 오행이란?

자연계의 사물과 현상을 음과 양으로 두 가지 이분법적으로 사유하는 것과는 별개로 또 다른 방법, 즉 자연계를 목, 화, 토, 금, 수로 해석하는 방법이다. 청동기 이전 시대부터 고대 인도인들은 세상이 지, 수, 화, 풍 네 가지로 구성되어 있다고 생각했다.

오행의 구성과 비교해 보면 지에서 금과 토로 나뉜 것임을 추정할 수 있다. 따라서 오행설이 나오기까지는 아무리 빨라도 청동기시대라고 봐야 하고, 일반대중의 의식 속에 들어온 시기는 생활 속에서 익숙해져야 하는 만큼 철기시대(전국시대 이후)로 봐야 할 것이다.

중국의 서주 시대는 청동기시대에 해당하는데 이때 청동을 '길금'이라고 했다. 석기시대에서 청동기시대로 넘어오면서 사람들의 뇌리에 청동은 놀라운 물질이었을 것이다.

물론 고대 동아시아 문명과 인도 문명이 개별적일 수도 있지만, 문명은 사람의 이동에 따라 함께 이동하는 만큼 네 가지 구성 성분으로 세상을 설명하는 방법이 동북아시아에서도 있었을 것으로 추정된다.

오五라는 개념이 고대 동북아 지역에 확산되게 된 계기는 '수의 규칙성'과 관련이 있는 것으로 보인다. 이른바 하도니 락서니 하는 곳에서 보여 주는 수의 패턴의 규칙성에 5는 대단히 매력적이고, 지식층에서부터 일반인까지 다섯 가지로 세상의 구성과 이치를 이해하려는 과정이 오행의 발전 과정이라고 할 수 있다.

이러한 수의 패턴 속에서 세상의 기본 물질에 대하여 금이라는 것이 머릿

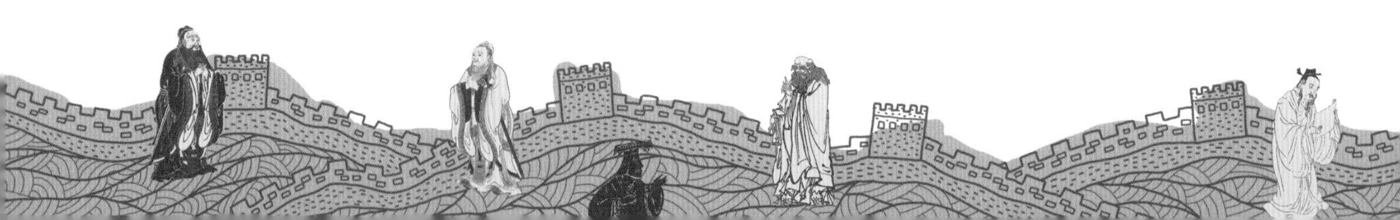

속에 들어오고 그러면서 지, 수, 화, 풍은 목(풍), 화, 토, 금, 수로 변화 발전하게 된 것으로 추정된다.

오행은 자연현상을 다섯 가지 계통으로 단순 분류한 것인 만큼 그 자체로 이미 오류를 안고 있는 것이다. 오행이 과학적 설명 방법이 없었을 때는 하나의 훌륭한 설명 도구였음이 틀림없지만, 더 합리적 설명 방법인 현재의 과학적 설명 방법이 있는 경우에는 더 좋은 설명 도구를 사용해야 한다.

현재의 과학적 설명 방법도 또 다른 더 나은 방법론에 의해 바뀔 수 있을 것이다. 그것이 과학이고, 한의학 또한 과학적 체계 속에서 발전해 나가야 할 당위가 그래서이다.(*자세한 것은 <참고2> 장봉혁 선생의 『음양오행설의 기원』을 읽어 보면 되겠다.)

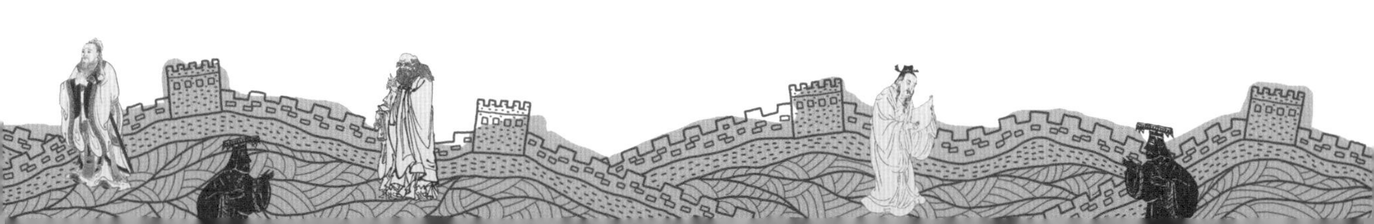

9. 현대 수학에서 수와 동양 상수학에서 수의 차이점은?

수학에서의 1, 2, 3, 4, 5, 6, 7, 8, 9, 10은 기본적으로 서수적인 의미이다. 예를 들어 2는 1에서 그 다음 1개의 차례 또는 순서를 의미한다. 줄을 서 있는 사람이나 물건에서 한 칸씩 다음 차례를 의미한다. 동양 상수학에서 수는 서수적 의미가 아니라 분수적 의미이며, 각각의 수에 의미가 덧씌워져 있다.

전체가 하나이며,
둘은 그 하나를 둘로 나누어 봤을 때
셋은 그 하나를 셋으로 나누어 봤을 때
넷은 그 하나를 넷으로 나누어 봤을 때
……
열은 그 하나를 열로 나누어 봤을 때 각각의 의미를 가지고 있다.

하나는 전체이고 모든 것이고 태극을 의미한다.
둘은 음양이다.
삼은 자연에서는 천지인이고 인체에서는 삼초이다.
넷은 사상이다.
오는 오행이다
육은 육기이다.

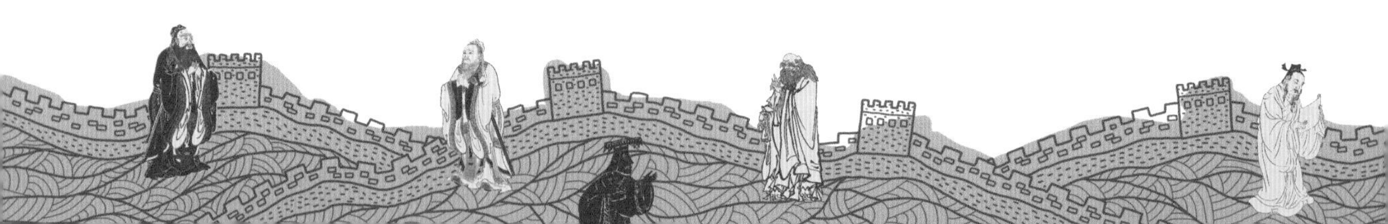

칠은 칠정이다
팔은 팔상이며 팔괘이다.
구는 구장이며 구주이다.

전체를 어느 상수로 파악하고 있는지는 대단히 중요하다. 그 사람이 대상(전체)을 몇으로 나누어 인식하는지를 보여 주기 때문이다. 현재에 살고 있는 우리는 한의학에서 여러 종류의 상수적 의미의 퇴적층을 동시에 접하기 때문에 상수적 3이 중요한지 4가 중요한지 의미를 모르지만, 그것을 기술한 사람들은 수의 의미가 대단히 중요하다. 바로 전체를 파악하는 틀이 되기 때문이다.

예를 들면 3으로 자연이나 인체를 파악하는 전통은 삼족오 신앙에서부터 주역의 육망성형(hexagram)을 3효의 이중 구조로 파악한 것이라든지, 인체를 상초, 중초, 하초로 파악한다든지, 3곱하기 3해서 9장9부로 파악한다든지, 9곱하기 9해서 황제내경소문,영추 및 난경이 각각 81편으로 분류한다든지, 왕숙화의 맥경에 3곱하기 9해서 27맥상으로 분류한다든지, 동의보감에서 인체를 정 · 기 · 신으로 파악한다든지 하는 것이 그것이다.

4로 파악하는 것은 음양에서 2로 곱해서 혹은 다시 나누어서 사상으로 인체를 파악한 것이다. 따라서 3으로 주장하고 파악하여 인체나 자연을 설명한 것은 3으로 이해해야지 4로 풀어서는 안 되는 것이다.

만약에 3이나 4나 별의미를 모르겠다면 상수적 의미에 공감하지 못한다는 말이다.

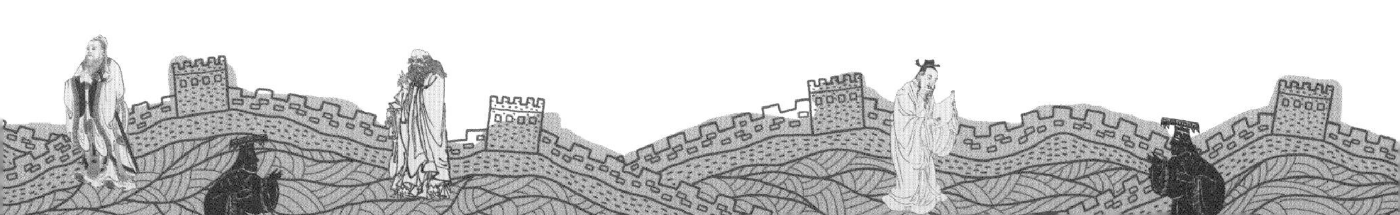

10. 인체는 정말 오장육부로 되어 있는가?

장자 장평야 장제신이정기유통야臟者 藏平也 藏諸神而精氣流通也
(장은 평형을 저장하고-형태의 변형이 없이 일정하고- 모든 신을 저장하고 정기가 유통한다).
부는 출납전수지위야腑者 出納轉輸之謂也
(부는 음식물의 들어오고 나가는 통로이다).

『의학입문』, 장부총론, 313쪽.

장은 간, 심, 비, 폐, 신 오장을 통칭하며 부는 위, 소장, 대장, 방광, 삼초, 담이다.

장은 형태의 변화가 없으면서 음식물의 통로가 아닌 정기(여기서는 영혈과 상통하는 의미)의 통로인 까닭에 간, 심, 비, 폐, 신은 이해하기 쉽다.

그런데 뇌는 어떤가? 상위의 명제에 해당하는데 왜 빠졌을까? 바로 5라는 상수가 중요하다. 인체를 5라는 상수로 파악했으므로 5장이 되는 것이지 6이라는 상수로 파악하면 6장이 되었을 것이고, 7이라는 상수로 파악하면 7장이 될 수도 있었던 것이다.

6부도 마찬가지다. 상기한 정의에 반하는 것이 음식물의 통로가 아닌 '담'이 부 가운데 하나가 된다. 기항지부라고 했지만, 담은 엄연한 6부에 속한다.

그러면 왜 담을 6부에 포함시킨 것일까? 이 또한 6이라는 상수에 맞추어 부를 이해했기 때문이다. 따라서 의학사적으로 오운육기적 관점 이후에 6

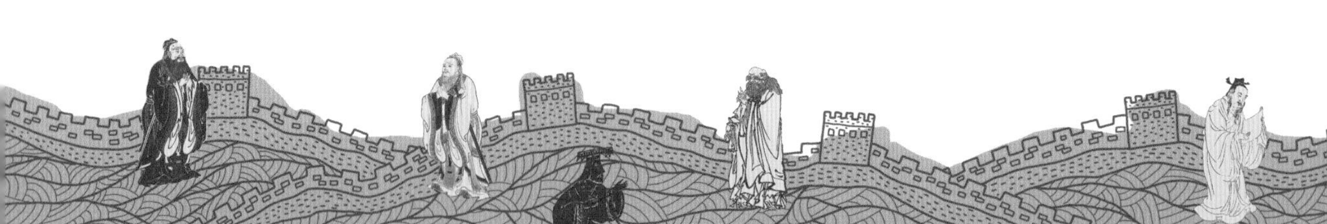

부라는 개념이 통용되었을 것이고, 실제로 어떤 상수로 파악하느냐에 따라서 7부도 될 수 있고 8부도 될 수 있는 것이다.

황제내경에 나오듯 9를 중심으로 파악했을 때 인체는 9장9부가 된다. 따라서 한의학에서 5장6부라는 것은 인체를 5와 6의 상수로써 파악했을 때 5장6부가 된다고 생각하면 된다.

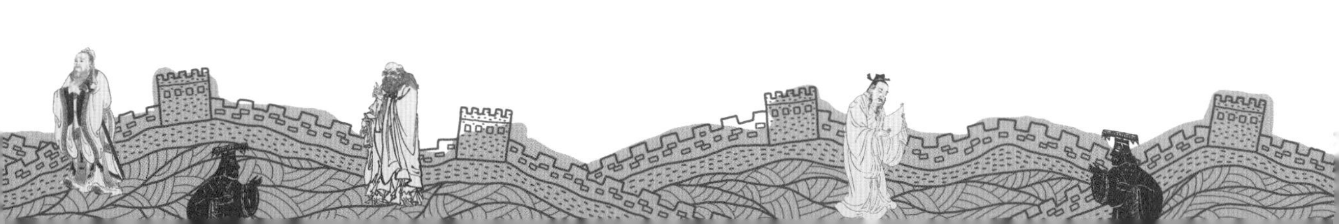

II. 경락의 유주 순서는 경험적 인식인가? 연역적 인식인가?

수태음폐경→수양명대장경→족양명위경→족태음비경→수소음심경→수태양소장경→족태양방광경→족소음신경→수궐음심포경→수소양삼초경→족소양담경→족궐음간경으로 12경 유주는 문왕팔괘차서의 음양대대에 수족 배속을 한 것에 다름 아니다.

	어머니			아버지	
소녀	중녀	장녀	소남	중남	장남

소녀(태음) 소남(양명)

중녀(소음) 중남(태양)

장녀(궐음) 장남(소양)

이러한 문왕팔괘차서 및 방위로 모든 한의학 지식을 설명하려는 노력의 결과가 황제내경 시대의 이론화 과정 중 하나라고 본다. 문왕팔괘방위도는 설괘전에 따르면 당시 모든 이치를 설명할 수 있는 하나의 도구로 인식되었던 것으로 보인다.

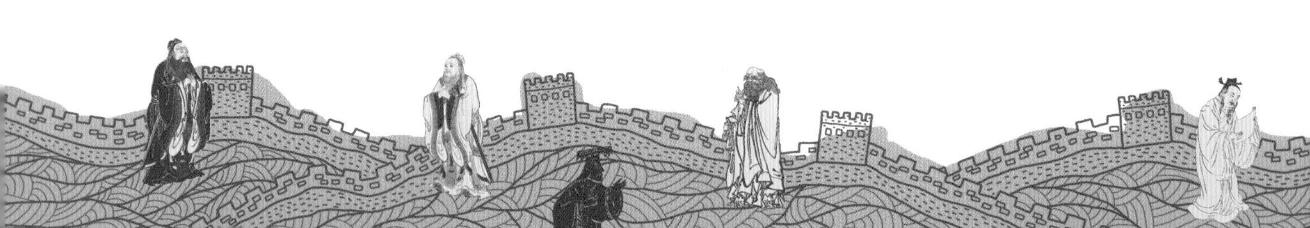

12. 장부표리, 장부상통은 무엇인가? 어떤 원리로 배합되고 어떻게 쓰이는 것인가?

『동의보감』에서 장과 부의 배합은 두 가지 배합이 있다. 이 두 가지 배합의 원리에 대해서 일목요연하게 설명하겠다.

1. 장부표리 배합 방법
(기본적으로 주역 제6 정리-문왕팔괘차서에서 비롯된다)

장남-소양	/ 장녀-궐음
수소양 삼초	수궐음심포
족소양 담	족궐음 간
중남-태양	/ 중녀-소음
수태양 소장	수소음 심
족태양 방광	족소음 신
소남-양명	/ 소녀-태음
수양명 대장	수태음 폐
족양명 위	족태음 비

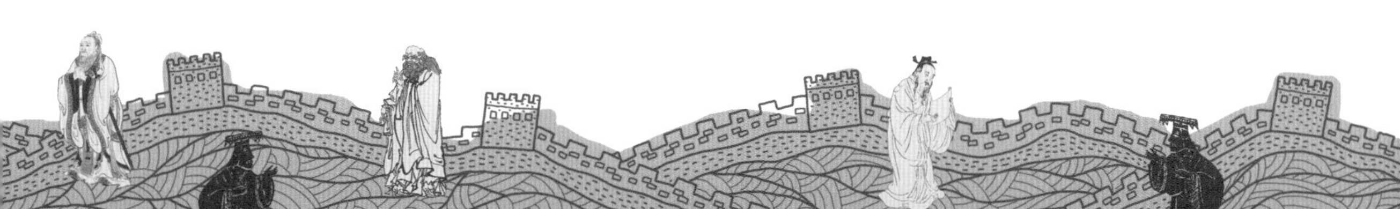

위 문왕팔괘차서의 규칙성을 통해서 폐와 대장, 비와 위, 심과 소장, 신과 방광, 간과 담, 심포와 삼초가 배합되는 이유를 알 수 있을 것이다. 이것이 장부표리의 배합이다. 이 역시 장부배속 원리의 하나인 장부상합은 문왕팔괘차서의 연역적 배합임을 알 수 있다

2. 장부상통의 배합 방법

장부상통

수소음 심 – 족소양 담

족소음 신 – 수소양삼초

수궐음심포 – 족양명 위

족궐음 간 – 수양명 대장

수태음폐 – 족태양 방광

족태음 비 – 수태양 소장

이 배합은 동의보감에 장부상합과 같이 나오고 『의학입문』에서 인용한 것이며, 『의학입문』은 『오장천착론』을 인용하고 있다. 『오장천착론』이 언제 누구의 작품인지 연구해 봐야겠지만(명문– 위 관계를 말한 것으로 봐서), 송대 이후부터 1575년 전의 저작으로 보인다. 다시 말해서 이 『오장천착론』이 나오기 전에는 장부상통의 이론은 없었다는 것이고, 임상 경험의 축적과 이론적 필요해 의해서 만들어진 이론이라는 것이다.

이 이론은 영추 근결 편과 음양이합론에 근거한다. 여기서는 족부의 경락 배속을 개합추 이론으로 설명하고 있다.

개 태양 태음

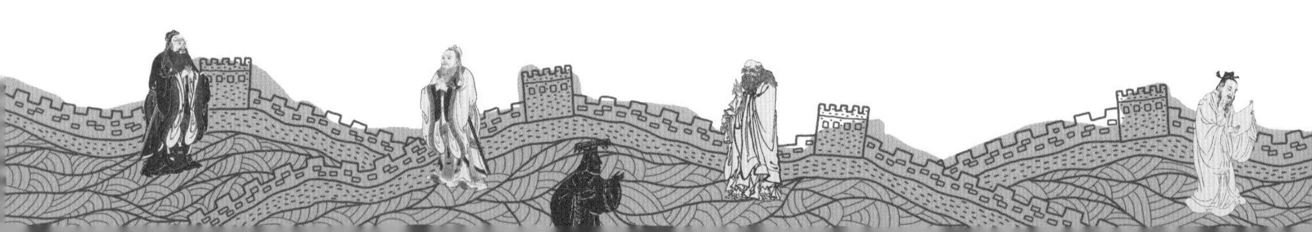

합 양명 궐음
추 소양 소음

위의 설명에서 보듯 같은 동기 귀원하는 것끼리 수족 배합하여 상기의 결론에 이르게 된다. 개합추이론이 여기에서 온 것으로 보는 것이 일반적인 해석이다.

그러나 3양과 3음을 개, 합, 추에 배속하는 데 문제가 있다. 수부에는 음경의 경락 순서가 태음-궐음-소음이라는 점이다. 자세한 것은 다음 장에 설명되어 있다.

오장육부에 대한 임상적인 상관관계가 어느 정도 축적되어진 후 필요에 의해서 연역적 도구를 찾아 만든 것으로 보인다.

단지 이론의 퇴적층이 장부상합은 황제내경 시대이고 장부상통 이론은 명나라에서 얼마 거슬러 올라가지 못할 것이라는 것이다. 『오장천착론』이 언제 씌어졌는지 모르지만(송~명 사이로 추정), 임상적 경험의 축적 이후 그 이전에는 없었던 상통관계의 필요성에 의해서 음양이합론에서 경락배속으로 동기귀원해서 만들어진 이론이다

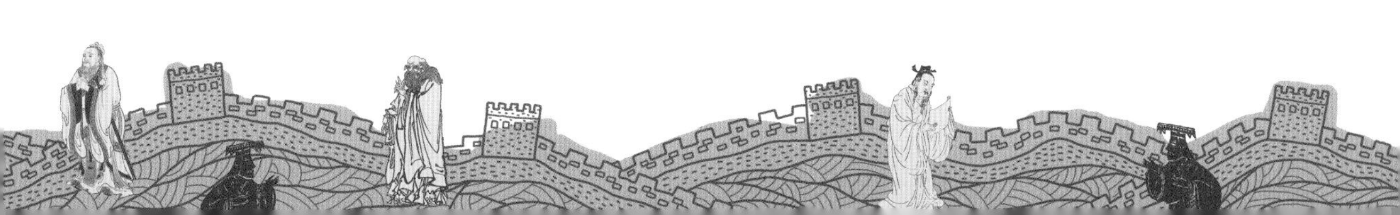

13. 개합추 이론은 무엇이고 왜 나온 것일까?

개합추 이론은 인체 배속된 3음3양과 문왕팔괘방위의 순서가 틀리는 것을 일치시키기 위해서 궁여지책으로 설명한 이론이다. 인체에 3음3양을 양수적量數的으로 배속한 이후에 3음3양이 서수적 의미가 대세가 되고, 문왕팔괘적 의미(태양-양명-소양과 태음-소음-궐음)로서 모든 현상들을 설명하려고 할 때 기존의 3음3양의 인체 배속(태양-소양-양명과 태음-궐음-소음)을 고치기에는 너무 일반화되어서 문을 열고 닫을 때 문짝의 안팎과 문지도리의 물리적 위치와 시각적 노출 위치의 차이로써 설명한 것이다.

開; 관(문빗장–문짝의 앞면 또는 앞쪽 문고리)

합; 합(문짝–문짝의 안쪽면 또는 안쪽 문고리)

추; 추(문지도리–문지도리)

발견된 11개의 라인들을 3음3양의 명칭을 빌려서 명명할 때, 처음에는 3음3양을 복희팔괘처럼 음양의 대소로 인식해서 인체에 대응한 것으로 보인다. 즉, 태음>소음>궐음, 태양>소양>양명을 크기순으로 인식한 것으로 보인다. 물론 황제내경 시대 후기에 3음3양을 크기순(기수적)이 아닌 형태적 분류(서수적)로만 인식한 것과는 차이가 있다. 수부 장측에는 두 개의 라인들이 발견되었으므로 태음 소음을 배속하고, 수부 배측에는 세 개의 라인들이 발견되는 까닭에 태양 소양 양명으로 배속했던 것으로 추정된다.

족부에서는 족저에 한 개의 라인만 인지되는 까닭에 두 개의 음경이 엄지

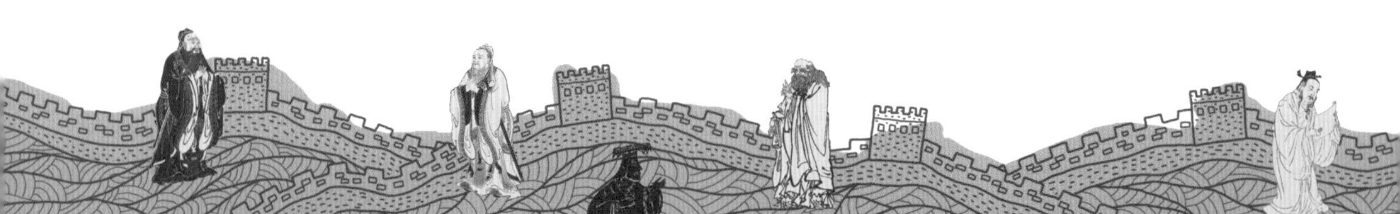

발가락에 배속되고 양경은 족배에 배속시켰다.

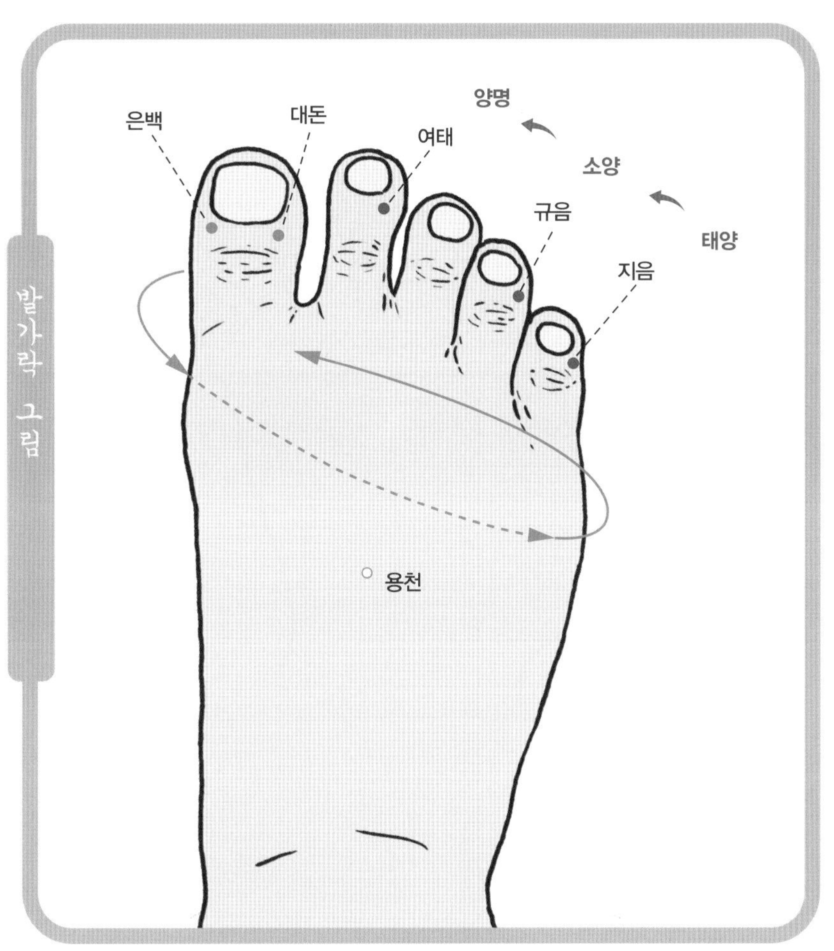

발가락 그림

위의 그림처럼 보면 태음-개, 소음–추, 궐음–합이 되고, 태양–개, 소양–추, 양명–합이 된다. 이것이 음양이합론의 하지에 관한 3음3양 개합추 배속 설명이다.

그런데 이것은 상지에서는 맞지 않다. 상지에서는 태음-궐음-소음이고,

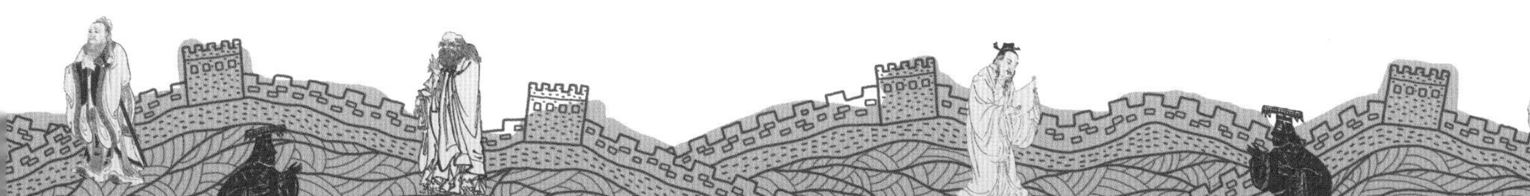

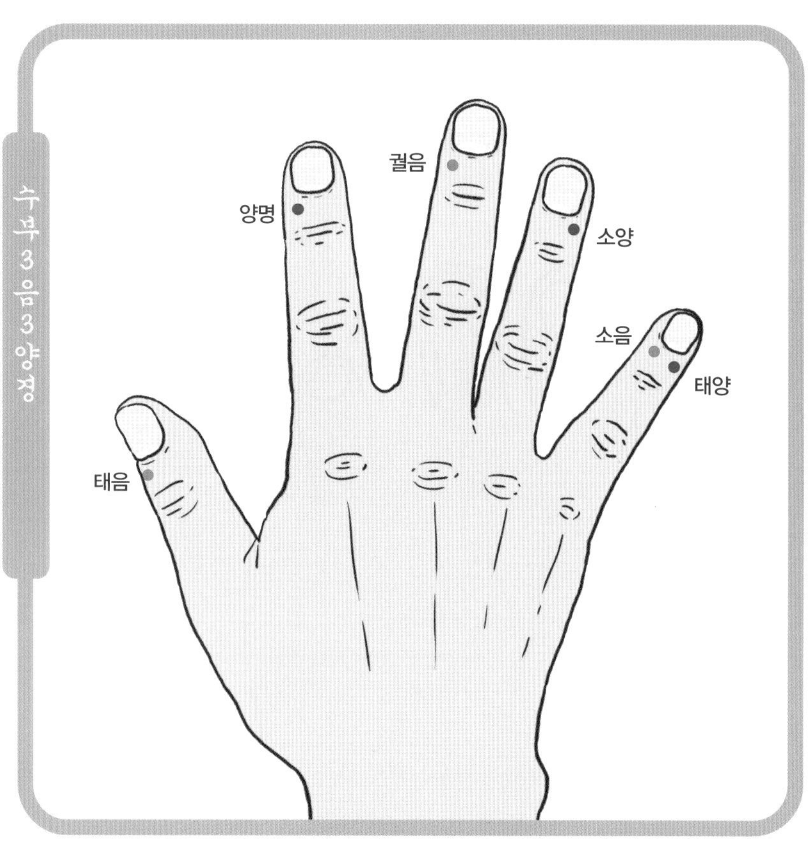

태양-소양-양명이기 때문이다.

이것을 푸는 방법은 황제내경처럼 상지를 무시하고 하지만을 가지고 설명하는 방법이고, 아래와 같이 입체적으로 경락을 보면서 하지에서의 경락 순서를 태음-궐음-소음, 태양-양명-소양으로 보는 것이 필자의 방법이다.

이렇게 하면 상지와 하지의 경락 배속을 동시에 이해할 수 있으나 원전에서 파악한 개합추 배속에서 궐음이 추가 되고 소음이 합이 되어야 한다. 개합추 이론이 인체경락 배속을 문왕팔괘방위 순서로 설명하기 위해서 만들어졌다는 전제에서 그렇다.

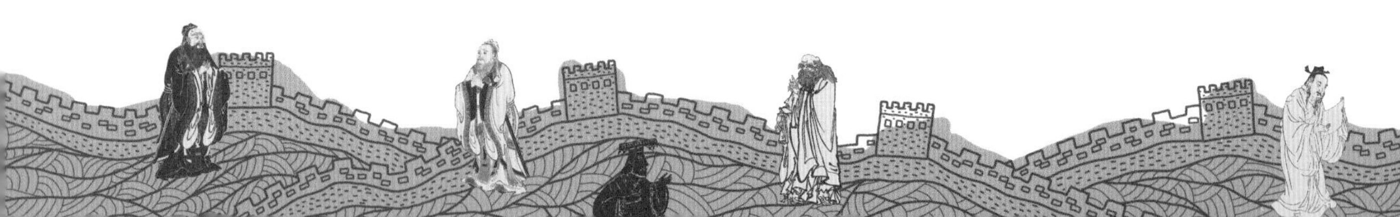

황제내경 시대 후기에 이르러 문왕팔괘방위도가 하느님(천제天帝)의 역할을 하고 3음3양을 형태학적인 음양으로 육기적으로 이해하려고 했을 때 이미 인체에 배속된 3음3양을 문왕팔괘방위도로 설명해야 했다.

이것을 설명하기 위해서 3음3양이 있는 족부에서만 설명하는데(음양이합론에서), 3음의 배속 순서가 피부를 따라 위치한 것으로 봐서 상기와 같이 풀지 않고 입면도상의 관점에서 다시 풀이한다. 즉, 아래 그림과 같다.

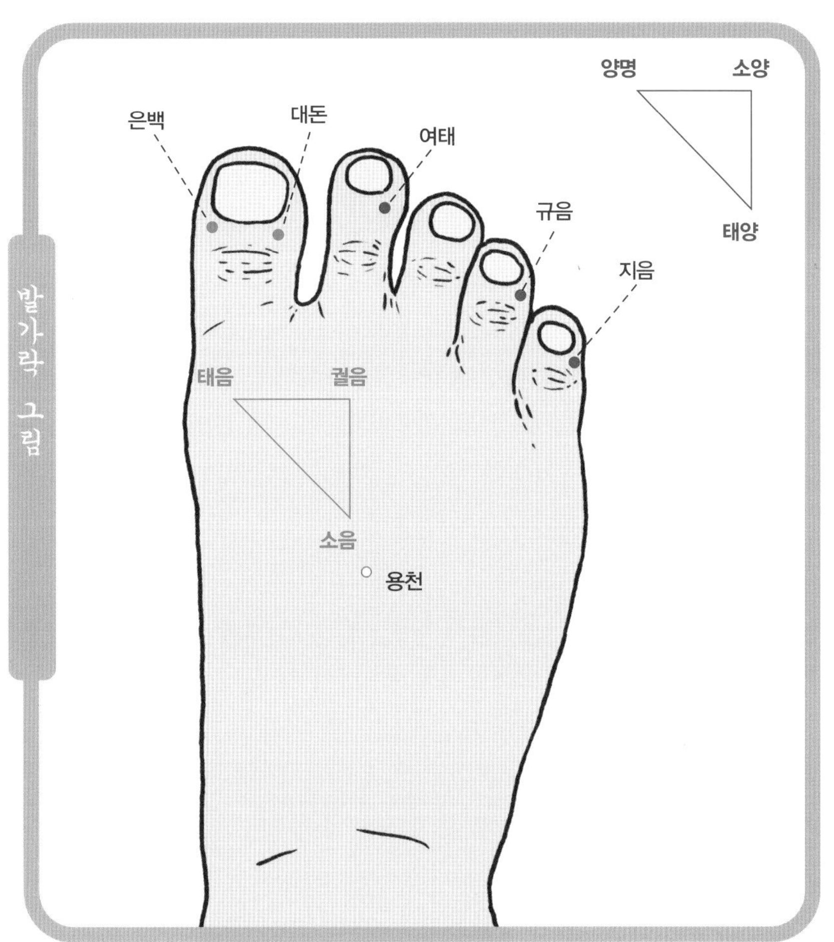

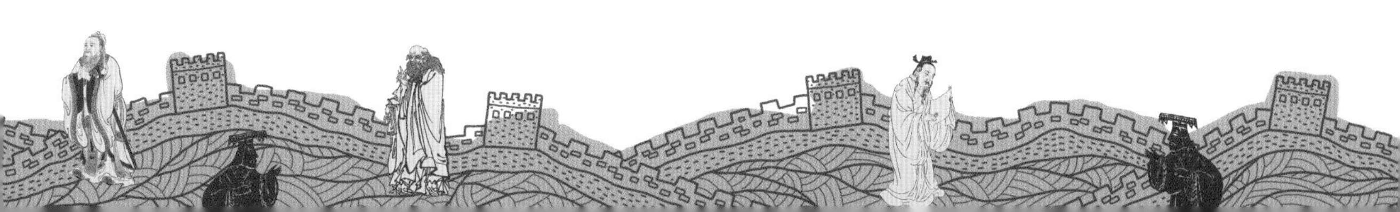

이처럼 태음지후 (궐음)소음 소음지전 궐음이라고 음양이합론에서 말하고 있다.

이는 인체경락의 3음을 태음, 궐음, 소음과 3양은 태양, 소양, 양명으로 1차로 만들기 위함이다. 이것을 다시 개합추 이론으로 궐음과 소양이 입체적인 삼각형 위치의 추의 자리로 인식하여 실제적으로는 음기의 흐름은 태음 소음 궐음이며 양기의 흐름은 태양 양명 소양임을 설명한 것이 개합추 이론이다.

이렇게 해석함으로서 황제내경 시대 후반에 자연의 모든 이치를 담아 낸 이론(천제)인 문왕팔괘방위도와 어긋나지 않음을 설명한 것으로 보인다.

황제내경소문 음양이합론에서 3양을 개-태양, 합-양명, 추-소양이라 하고 3음을 개-태음, 합-궐음, 추-소음이라 했는데, 문왕팔괘방위도라는 도구로 봤을 때 추가 궐음이고 합이 소음으로 봐야 맞다.

개합추이론은 양경은 태양-소양-양명으로 배속되어 있는데, 소양이 추이므로 태양-양명-소양으로 문왕팔괘방위도의 기순환과 일치함을 설명하고 있다. 그런데 여기서 가운데 있는 소양경이 추가 되는 것이 맞다면 음경에서도 태음-궐음-소음 순이므로 궐음이 추가 되는 것이 이치에 맞는다고 봐야 한다.

그러나 황제내경 영추 음양이합론에서의 저자는 첫 번째 그림처럼 족저를 따라 피부면상 위치에서 태음-소음-궐음이라 해서 소음은 추로, 궐음을 합으로 기술하고 있다.

영추 음양이합론의 개합추 설명은 상지의 태음-궐음-소음과 맞지 않고, 개합추 이론이 나온 배경(인체의 배속을 '우주의 이치=문왕팔괘방위'의 배속에 맞추어 이해하고자 필자가 주장하는 이론)에도 맞지 않는다.

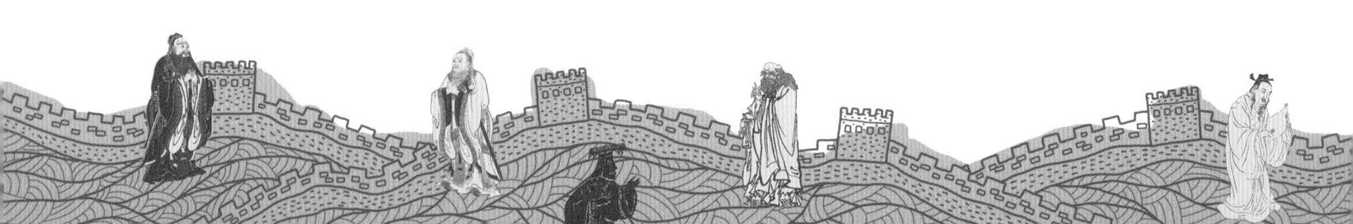

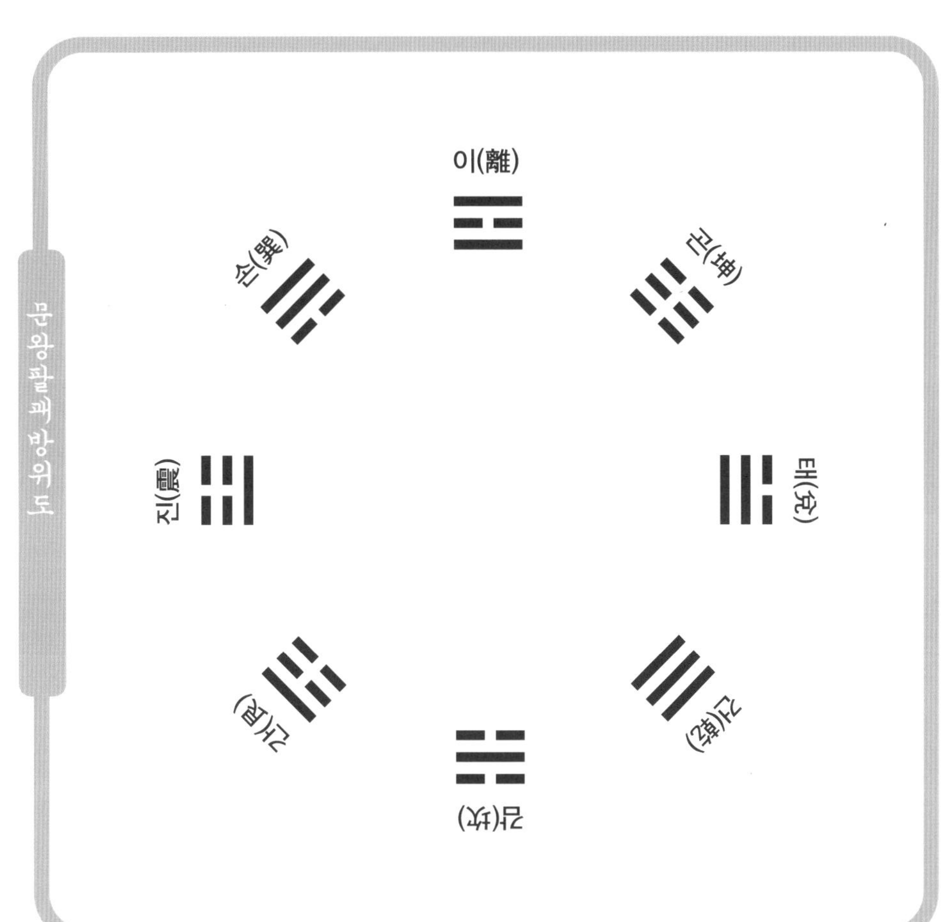
문왕팔괘 방위도
이(離)
곤(坤)
태(兌)
건(乾)
감(坎)
간(艮)
진(震)
손(巽)

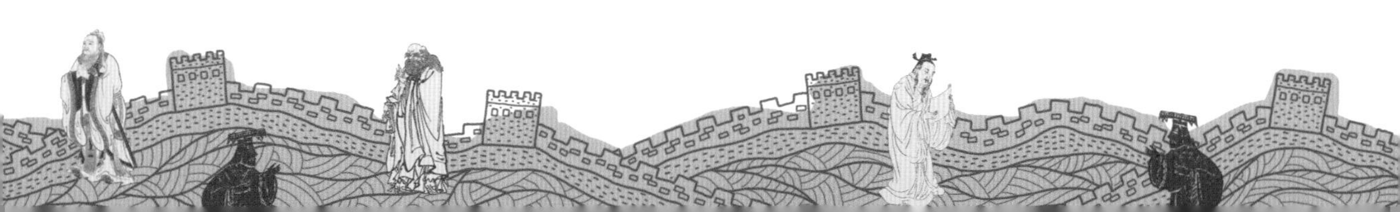

14. 인체의 경락 라인에 3음3양이 어떤 식으로 배속되었고, 3음3양으로 배속된 이유

기공 수련 중 인지된 라인들의 이름을 정하는 과정에서 태음, 소음, 궐음과 태양, 소양, 양명이 차용되었을 것이다. 상지에서 손바닥 라인들이 두 개밖에 인지가 안 되므로 음양11맥구경에서는 현재의 수소음심경이 존재하지 않는다. 수소음심경은 사지첨자세에서 라인이 인지되지 않기 때문이다. 그래서 수소음심경은 경혈자리가 초기에 없었다. <『황제내경』 영추 본수, 제2> 나중에 3음3양의 문왕팔괘적 의미가 중요해지면서 억지로 라인line을 추정해 내서 만들어진 것으로 보인다.

주역 원 텍스트(복괘+괘사+효사)는 음양의 해석만으로 가능하며 3음3양의 개념은 없어도 된다. 따라서 3음3양의 개념은, 즉 궐음과 양명이라는 개념은 태소의 개념보다 후대적인 것으로 볼 수 있다. 태소는 양수적量數的 개념이고 문왕팔괘방위도상에서는 태, 소, 궐음 또는 태, 소, 양명은 서수적序數的 개념이다.

궐음과 양명이라는 개념은 처음에 지금의 우리가 받아들이는 것처럼 서수적 개념이 아니었거나, 인체의 라인에 배속한 사람이 서수적 개념에 익숙지 않았을 수 있다. 다시 말해서 태양, 소양, 양명의 순이나 태음, 궐음, 소음의 순서는 문왕팔괘상의 서수적 개념이 아니고 양수적 개념으로 보인다. 궐음을 절絕음陰이라고 한 소문음양이합론이 그 근거라고 할 수 있다.

후에 인체 경락의 배속 순서를 문왕팔괘방위도의 순서로 이해하기 위해서 개합추 이론을 들어서 인체 배속의 3음3양이 문왕팔괘방위와 틀리지 않

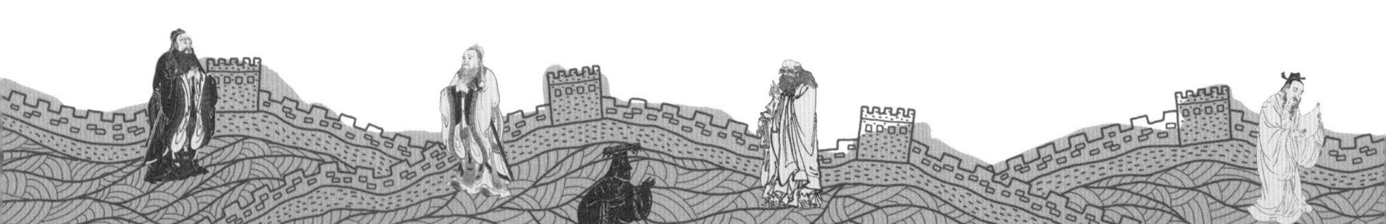

음을 설명한 것으로 보인다. 3음3양의 경락 line의 특성이 풍, 한, 서, 습, 조, 화의 특성이 각각 있어서 그것을 알고 배속한 것은 아니란 말이다. 후면과 전면에서 음양이 구분되고 바깥에서부터 양의 크기 순으로 안쪽에서부터 음의 크기 순으로 명명한 것으로 보인다.

이후 음양11맥구경에서 보이는 것처럼 상지3양경에는 견肩태양, 이耳소양, 치齒양명경 명칭이 붙은 것처럼 임상 경험의 축적에 따라 주치증主治症이 명칭에 추가되었고, 나중에 3음3양 이론의 득세하면서 1경이 추가되어 12경이 되고 문왕팔괘방위도의 순서로 경락의 배속도 설명한 것으로 보인다.

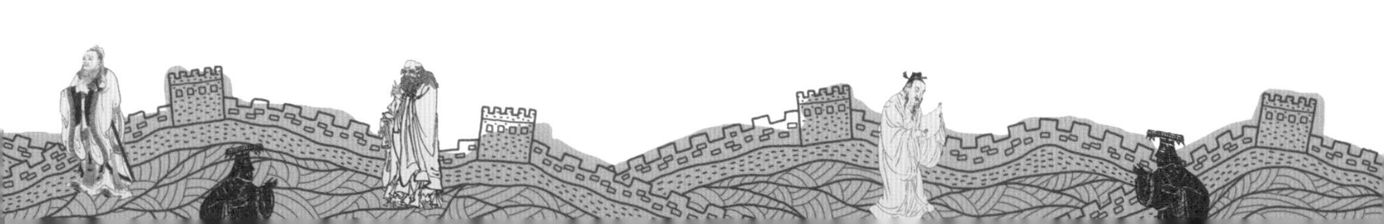

15. 간은 좌측에, 폐는 우측에 있다(左肝右肺)?

좌간우폐를 어떻게 받아들여야 할까?

현대 의학을 배운 의학도가 아닌 일반인들조차도 '왼쪽에 간이 있고 오른쪽에 폐가 있다'는 주장이 잘못됐음을 알 것이다. 그런데 도대체 왜 이런 명제가 나오게 되었을까? 정확히 원전 텍스트에 대해 설명할 수 없을 때 무조건적인 믿음과 불신이라는 양자택일의 상황에 처하게 된다. 이 문제에 대한 해답은 용백견의 황제내경 개론에서 정확히 설명하고 있다.

오장과 오행의 배당은 의학에 있어서 음양오행론 중에 가장 중요한 개념이다. 이 오장과 오행의 배당에 대해서는 고대의 의술계에 두 가지의 설명 방식이 있었다.

하나는 황제내경에서 말하는 간-木, 심-火, 비-土, 폐-金, 신-水라는 배당이며, 다른 하나는 음양료질법에서 말하는 비-木, 폐-火, 심-土, 간-金, 신-水라는 배당이다. 음양료질론도 고대의 의서醫書로서 일찍이 소실된 것이기는 하나 오장과 오행의 배당에 관한 편린이 주례周禮에 인용되어 있다.

진나라 때부터 소전체(전서체)와 예서체로 씌어진 글씨가 금문今文, 한나라 경제 때 공자의 옛집에서 나온 진나라 이전 육국에서 씌어진 글씨를 고문古文이라 하여 구분하는데, 황제내경은 금문으로 씌어진 책이고 음양료질론은 고문으로 씌어진 책이다.

고문가古文家가 설명한 오장과 오행의 배당의 부위는 제사 때에 희생양으로 올려진, 남쪽을 향하고 있는 동물의 오장의 부위 배열에 기초한 것으

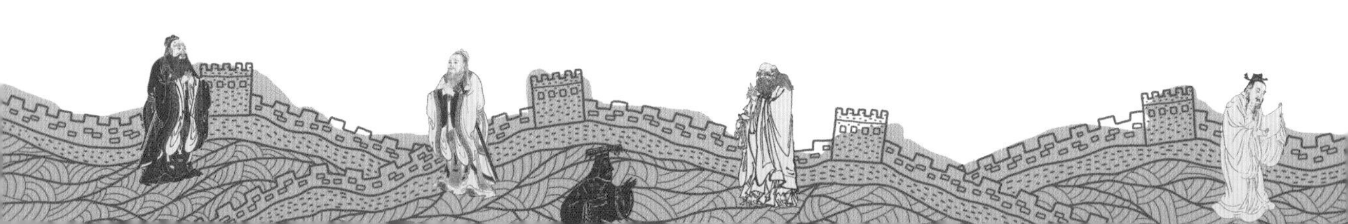

로 비는 왼쪽(左)에, 간은 오른쪽(右)에, 폐는 위(上)에, 신은 아래(下)에, 심은 한가운데(中央)에 있다.

한편, 금문가今文家가 설명한 오장과 오행의 배당의 부위는 오장의 각기 속성을 오행에 배속한 후에 방위로 배속한 것이다. 간은 목의 성질로, 폐는 금의 성질로, 심은 화의 성질로, 신은 수의 성질로, 비는 토의 성질로 분류한 이후에 목은 좌左, 금은 우右에, 화는 전前에, 수는 후後에, 토는 중앙中央에 있다고 한 것이다. 즉 좌간우폐는 동물이나 인체의 오장의 실제의 부위가 아니라 오행으로 배당한 간, 심, 비, 폐, 신의 속성에 의한 오행 분류 이후의 분류임을 알 수 있다.

이 내용은 대부분 용백견의 황제내경 개론에서 인용했고 동의한다.

다른 문헌적인 연구에서도 같은 결론에 도달한다. 덕전 장봉혁의 음양오행설의 기원에서 보면 다음과 같다.

진나라의 중국 통일 전에 완성된 『여씨춘추』에서도 고문과 동일한 해부학적 배치와 동일하게 목화토금수에 배속시켰음을 알 수 있고(남쪽을 향해 제사를 지낸 희생양을 봤을 때의 오장의 해부학적 위치를 목화토금수 방위에 배속한 것임),

목–비

화–폐

토–심

금–간

수–신

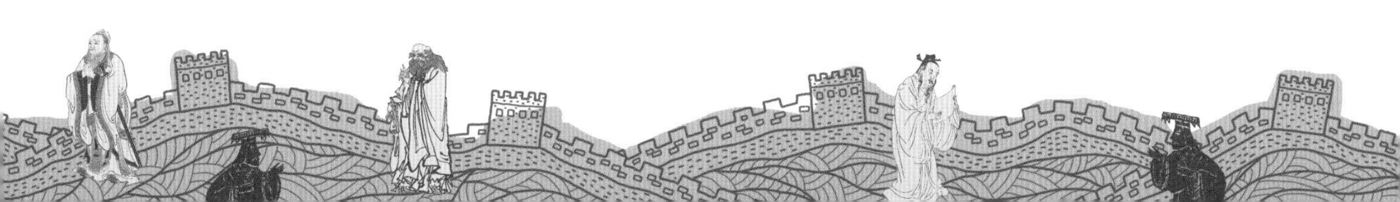

우리가 알고 있는 오장과 오행의 배속이 나타난 것은 후한 때 반고의 『백호통의』(AD 79년)에서

목–간

화–심

토–비

금–폐

수–신

으로 확정된 이후 변하지 않고 계속 이어지고 있다. 따라서 실제로 간은 우측에 있음을 알 수 있는 것이다. 따라서 좌간우폐는 좌간우폐로 하여 임상에서 응용이 가능할 때만 의미 있는 명제이다.

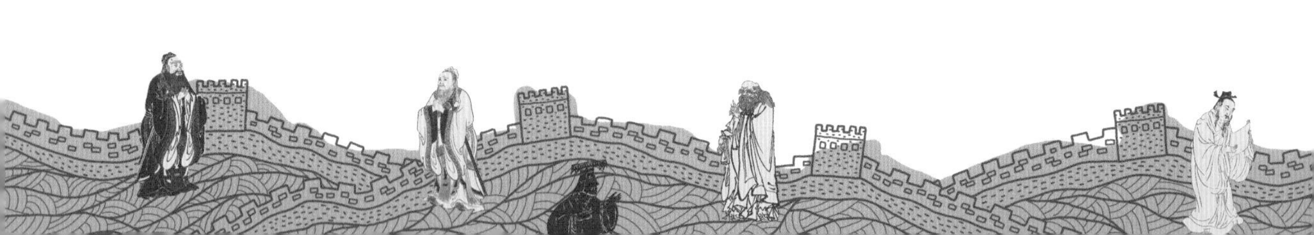

16. 상한론과 소문열론의 육경전병 순서는 귀납적인 인식인가? 연역적인 인식인가?

임상적인 경험의 기초 하에 연역적 원리 도구인 문왕팔괘방위도로 연역화한 것이다.

역시 문왕팔괘방위가 머릿속에 그려져야 한다.

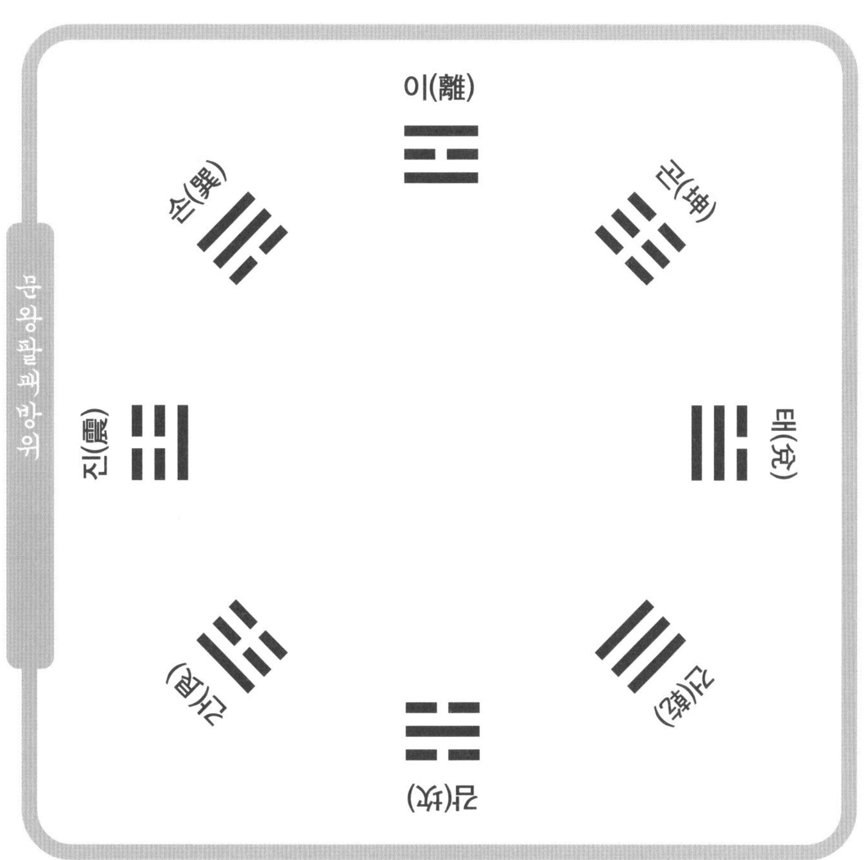

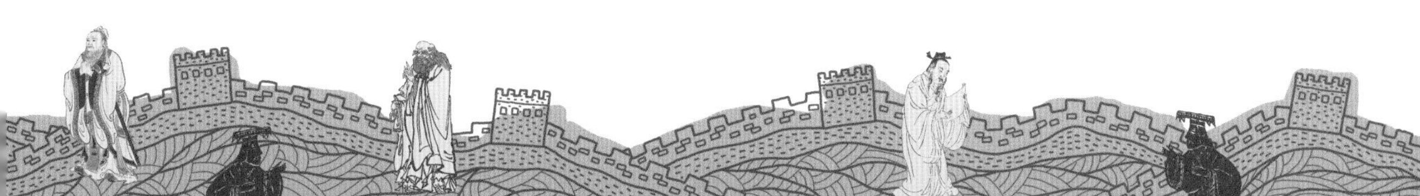

소문열론과 상한론의 육경변증의 전변 과정도 역시 주역의 문왕팔괘방위도에서 왔다.

기의 흐름이 양은 시계 방향으로 돌고 음은 반시계 방향으로 회전한다. 음과 양의 기운이 반대로 돈다는 소문열론 작자의 생각을 이해하기는 쉬울 것이다.

남-좌左 여-우右와 양은 상승 음은 하강의 개념을 대입하면 시계 방향과 반시계 방향의 개념을 이해할 수 있을 것이다. 따라서 기의 전변 과정을 나열해 보면 중남(태양)-소남(양명)-장남(소양), 소녀(태음)-중녀(소녀)-장녀(궐음)이 되는 것이다. 일부 경락적 관점에서의 태양-소양-양명이 되어야 하지 않느냐는 주장은 그래서 설득력이 적다.

한문을 모국어로 사용하는 장개빈 같은 사람도 개념을 잡지 못하면 실수할 수도 있다

按人身經絡 三陽爲表 三陰爲裏
三陽之序 則 太陽爲三陽 陽中之陽也
陽明爲二陽 居太陽之次
少陽爲一陽 居陽明之次 此三陽爲表也
三陰之序 則 太陰爲三陰 居少陽之次
少陰爲二陰 居太陰之次
厥陰爲一陰 居少陰之次 此三陰爲裏也
其次序之數 則自內爲外 故各有一二三之先後者如此
又如邪之中人 必自外而內
如皮部論等? 日 邪客於皮則?理開 開則邪入客於絡脈
絡脈滿 則注於經脈
經脈滿則入舍於俯臧

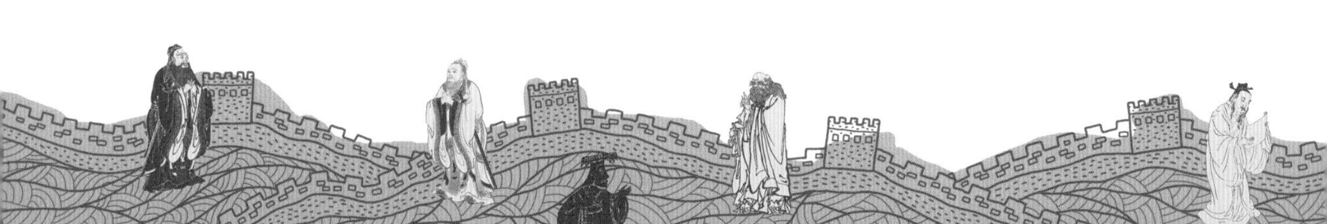

此所以邪必先於皮毛 經必始於太陽

以後三陰三陽 五臟六腑皆受病

如下文之謂也

(우리 몸의 경락을 보면 3양이 표이고 3음이 리이다.
3양의 순서는 태양이 3양이고 양중의 양이다.
양명은 2양이고 태양의 다음이고
소양은 1양이니 양명의 다음이며 이것이 3양으로 표가 된다.
3음의 순서는 태음은 3음이고 소양의 다음이고
소음은 2음이고 태음의 다음이고
궐음은 1음으로 소음의 다음이 되며 이것은 3음으로 리가 된다.
그 순서는 안에서 내로 되는고로 각기 1, 2, 3 선후가 이와 같다.
또한 가령 사기가 몸에 침범할 때 반드시 밖에서 안으로 들어오니
가령 피부론 등편에서 말하기를 사기가 피부를 침범하면 주리가 열리고 주리가 열리면 락맥으로 들어오고 락맥에 사기가 차면 경맥으로 들어오고 경맥도 차면 장부로 들어간다.
이것은 소이 사기가 먼저 피부로 말미암으니 경맥은 반드시 태양으로 시작하고 이후 3음3양으로 다시 오장육부로 모두 병사를 받는 것이다. 아래 문장과 같음을 말함이다.)

『유경상권』, 331쪽, 대성문화사

3음3양은 본질적으로 양적 크기의 구분이 아니다. 양적 크기(정확히는 벡터의 크기)가 아닌 것이다. 양적 크기에 의한 분류는 복희팔괘에서 가능한 개념이고 3음3양에서는 장남 중남 소남의 태어난 순서(양효가 어느 효자리에 있느냐)의 구분일 뿐이며 양의 크고 작은 개념이 아니다. 작은아들이 큰아들보다 더 남성적일 수 있다는 얘기다.

또한 그런 순서적 의미(문왕팔궤차서)의 1양, 2양, 3양의 성격은 각각 1양은 소양이고, 2양은 태양이고, 3양은 양명이다.

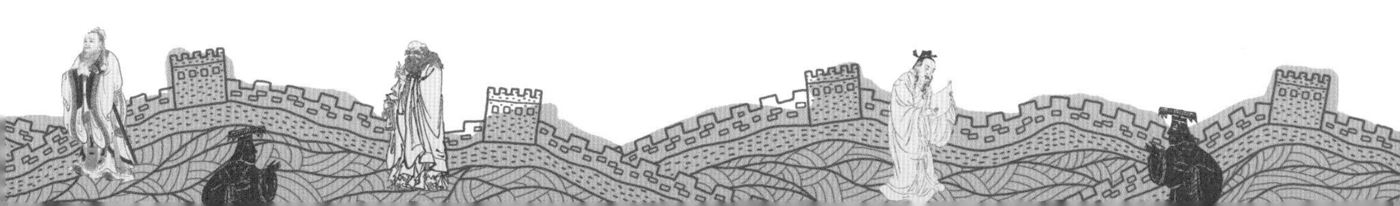

궐음, 소음, 태음도 또한 마찬가지다. 궐음이 1음, 소음이 2음, 태음이 3음이 된다.

장경악이 언급한 3태양, 2양명, 1소양과 3태음, 2소음, 1궐음은 문왕팔괘방위의 순환에 따른 서수적 의미이다. 단지 서수적 의미이지, 어느 것이 인체의 표리냐의 문제가 아닌 것이다.

2번째 문단의 설명처럼 외사가 외에서 내의 순서대로 온다면 당연히 태양-소양-양명-태음-소음-궐음이어야 하는데 상한론의 전병 과정과 불일치한다. 이런 오류 한 가지 때문에 장개빈의 주장 자체가 엉터리라고 생각하는 사람은 없겠지만, 대가이거나 옛사람이라고 해서 다 옳은 것은 아니라는 것이다.

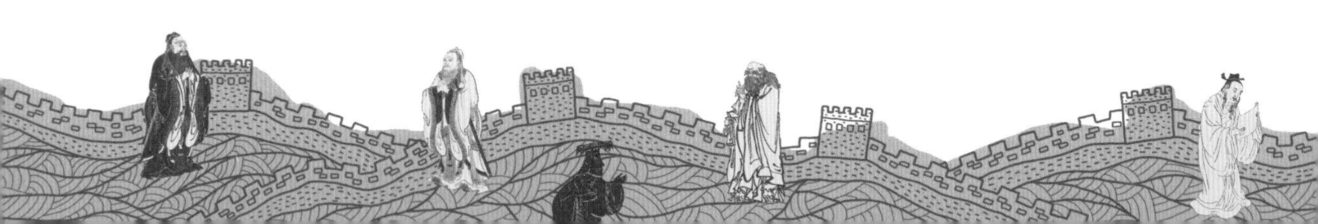

17. 황제내경에서 음양 및 1, 2, 3의 의미와 종류는?

기수=양수量數적=음陰의 정수+양陽의 정수
서수=서수적=순서

기수적 의미의 음양을 뜻하는 경우

type1

태음>소음, 태양>소양에서처럼 크기를 의미할 때 주역 중 복희팔괘에 해당한다.

type2

태음>소음>궐음, 태양>소양>양명에서처럼 3음3양을 인체에 배속할 때 기수적 의미를 그대로 가지고 사용되는 것 말고는 인체 배속을 설명할 다른 근거가 없다. 음양리합론에서 궐음을 절음이라고 한 데서 추론한 것이다. 절음絕陰은 '음이 다함'을 의미하는데 기수적 의미를 가진다고 해석할 수 있다.

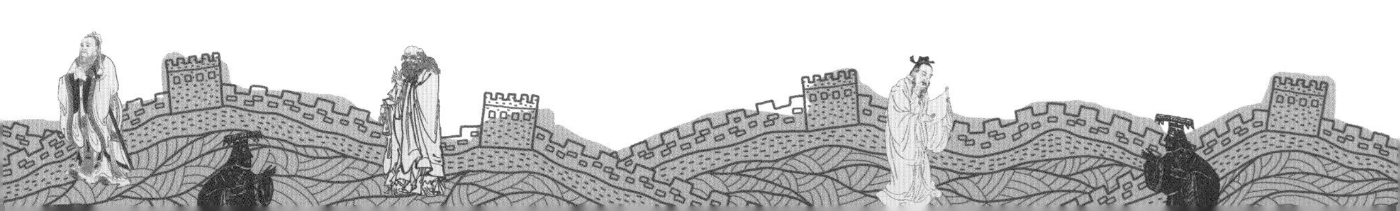

서수적 의미의 음양을 뜻하는 경우

type3

1궐음, 2소음, 3태음 / 1소양, 2태양, 3양명

문왕팔괘 차서에서 다른 효사가 어디에 있는지를 기준으로 한다.

type4

1태음, 2소음, 3궐음 / 1태양, 2양명, 3소양

문왕팔괘방위도에서 각기 전변 순서를 나타낸 것으로, 여기서 발전하여 육경전변 개념이 나오게 된다.

예외적으로 황제내경소문 음양류론 편 79에서

三陽者 太陽

二陽者 陽明也

一陽者 小陽也

type5

경락 분포 크기, 즉 경혈 수나 경락의 길이로 봤을 때만 설명할 수 있는 문장도 있다.

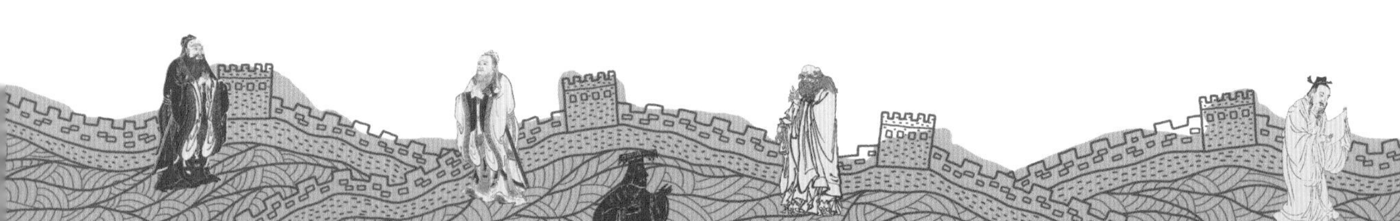

18. 자오-소음-군화는 어떻게 배속이 되는 것일까?

12지지地支인 자축인묘진사오미신유술해子丑寅卯辰巳午未申酉戌亥는 10천간天干과 더불어 연월일시를 나타내는 기호이다.

이천의 『의학입문』에 보면 자와 오가 배합되는 이유를 자와 오가 대칭이기 때문이라고 설명하고 있는데 그럴 듯하지만 터무니없는 설명이다. 자시와 오시에서 태양의 지구에 대한 위치가 일직선으로 대칭이 된다는 설명이지만, 자오소음군화에서 자와 오는 자년과 오년을 일컫는 말이다.

자년과 오년은 60갑자년 중에서 각기 5년씩 있는데, 이 10년은 당연히 6기(객기)의 흐름이 같다는 말이다. 자년과 오년은 모두 똑같이 소음군화가 사천司天이 된다. 이로써 자와 오의 관계는 설명되었다.

다음은 소음과 군화의 배속 관계이다. 소음과 군화의 관계를 설명하는데 있어서 표본론으로 설명하는데, 『동의보감』의 표본론 설명에 있어서 자조적인 문장이 나온다.

『동의보감』 표본론 중에서 '대개 태음습토와 소양상화는 표와 본이 같다. 소음/군화와 태양/한수는 음양한열이 서로 같지 않으니 사람의 생각으로는 알 수가 없도다' 라고 했고, 『의학입문』 운기총론에서는 '군화는 오화午火를 주관하니 본래 열이고 그 기가 오의 위치가 맞고 음이 시작하는 고로 표는 한寒이니 소음少陰이다' 라고 했다.

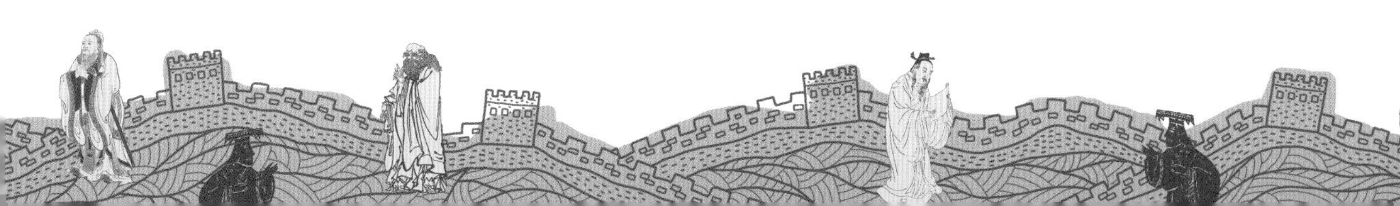

소음군화에서 소음이라는 것은 6기적 특성과는 무관하다. 다시 말해서 이천의 설명처럼 음이 시작이기 때문에 소음이라는 것은 복희팔괘에서의 3단계인 태양>소양 혹은 소음<태음처럼 양이나 음의 크기를 가지는 소음으로 오해하고 있다. 즉, 소음군화에서의 소음이라는 것은 이런 차원(즉 복희팔괘차서)이 아닌, 문왕팔괘차서에서 비롯된 3음3양의 개념이다. 소음군화의 배속은 중녀 리괘에 해당되니 소음이 군화와 배속되는 것이다.

여기서 소음이라는 것은 중녀이며, 여자라는 의미는 최소한 문왕팔괘차서에서는 생식기가 들어가 있다는 구분이지 우리가 고정관념으로 가지고 있는 연약함, 적음, 왜소함, 작은 음, 냉한 것과는 전혀 무관하다. 문왕팔괘차서의 여성관은 남자와 대대待對적인 관계이지, 양의 종속적인 관계가 아님을 알 수 있다. 중녀의 본성은 불 같은 사람으로서 단지 생식기가 안으로 들어간 사람을 말한다.

태양한수太陽寒水도 이와 같다. 태양한수는 중남, 즉 둘째아들이며 물 같은 사람으로서 단지 생식기가 밖으로 나온 사람을 말한다.

표는 외형에 의한 구분이고 본은 그 사람 기질의 본질(바탕)이다. 필자를 비롯해서 그토록 많은 사람들이 소음이 왜 군화인지 이해하기 어려웠던 것은 소음이라는 단어가 복희팔괘차서상의 의미로 이해하고 있다가 문왕팔괘차서상의 의미로 쓰일 때도 전자의 의미로 이해하기 때문이다.

한의학에서는 소음이라는 명제의 정의가 두 가지가 있음을 명심해야 된다. 즉 큰음에 대한 상대적 작은 음이라는 소음이 있고, 중녀라는 의미의 삼음삼양에서 소음이 있음을 말이다. 그래서 한의학에서 소음이라는 말이 나오면 이것이 어떤 의미의 소음인지를 한 번 더 생각하고 읽어 가야 한다.

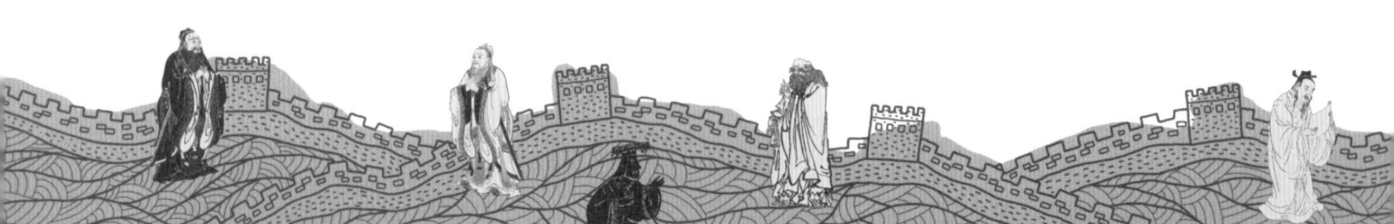

19. 형제오행과 부부오행은 어떻게 다른가? 언제 어느 때 사용하는 것인가? (갑기합토는 무슨 말인가?)

10개의 천간天干 갑을병정무기경신임계甲乙丙丁戊己庚辛壬癸는 단지 기호이다. 숫자 1, 2, 3, 4, 5, 6, 7, 8, 9, 10도 하나의 기호이다. 의미가 부여되기 전에는 하나의 기호에 불과하다. 천간을 다섯 묶음으로 짝을 이루어 분류하면 순서대로 갑을, 병정, 무기, 경신, 임계로 묶을 수 있다.

목 화 토 금 수

바로 이웃한 것끼리 묶어서 형제에 비유될 수 있다 하여 형제오행이라 했을 것이다. 물론 부부오행 배속의 개념이 만들어진 이후 형제오행이라 했을 것이고, 부부오행 배속이 나오기 전에는 그냥 오행 배속이었을 것이다. 이것은 음양오행론을 설명하는 도구로 사용된다. 기원전 600년대 제나라 관중과 그 제자들의 언행록인 『관자』에서부터 배속이 사용되었는데, 열(10)을 다섯(5)로 재분류하여 인식한 것이다.

그런데 당나라 시대인 700년경 왕빙이 삽입한 황제내경소문 7대론에 처음 나오는 오운육기론에서 부부오행 배속이 처음 나온다

갑 을 병 정 무

기 경 신 임 계처럼 상하로 묶어서 다섯 가지로 분류하면 갑기, 을경, 병

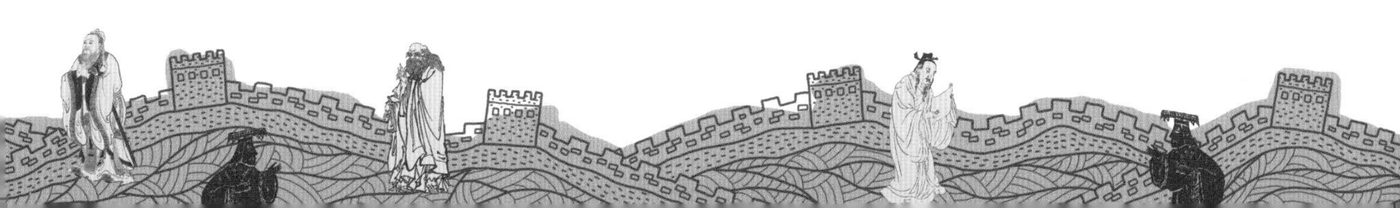

신, 정임, 무계가 되고, 이것은 토, 금, 수, 목, 화로 배속된다. 이것은 오운육기론에서 응용되어진다. 부부오행으로의 풀이는 오운육기론에 근거한 것으로 보면 된다.

사암침도 역시 마찬가지다. 사암침(오행침)의 기원이 최소한 황제내경 시대(전국 시대-전한 시대)까지는 결코 가지 않는다는 얘기다.

물론 명리학(사주팔자풀이)이나 성명학에서도 사용된다. 사주팔자가 오운육기론의 아류에서 왔으니까 당연한 이치이다. 원전에서 갑기합토甲己合土 또는 갑기화토甲己化土라는 말이 있다. '갑과 기가 합하면 토가 된다'는 말이다.

과연 그런 뜻인가? 앞에서 자오소음군화에 대해 설명하면서 자와 오가 배합되는 이유를 자년과 오년의 6기가 같기 때문이라는 했다. 마찬가지로 갑년과 기년은 모두 객운중 초운初運이 토土로 같은 것이다. 즉 갑기합토甲己合土라는 말에서 합合이라는 말은 산술적 의미의 '더한다'는 뜻이 아니라 '모두 같다(同)'라는 의미이다.

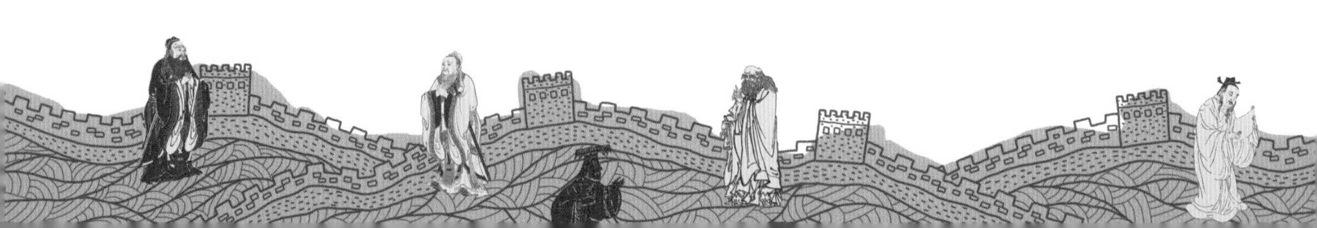

20. 오운육기론은 어디서 나온 이론일까?

오운육기론 역시 주역괘상도(문왕팔괘방위)에서 왔다. 여하튼 이런 소문열론의 기 흐름의 이해는 오운육기론자들에 의해서 육기의 지속적인 순환구조로 바뀌게 되는데 그렇게 되기 위해서는 장남 다음에 소녀-중녀-장녀로 이어지는 구조가 되는 것이다.

내용은 그대로이지만 이해를 위해서 아래의 사천재천좌우간기도에서 보여 주는 것처럼 1년 중의 기의 흐름으로 문왕팔괘방위의 위치를 바꿔 놓은 것이다. 즉 사천과 재천, 좌우간기의 구조로 순환적인 6기의 구조를 설명할 때의 구조가 되는 것이다.

사천司天이 양명일 때의 사천의 좌간左間은 태양 우간右間은 소양이 된다. 재천在泉은 소음이고 재천의 좌간은 태음, 우간은 궐음이 된다.

그림 사천재천좌우간기

소양	양명	태양
우간	사천	좌간
2	3	4
태음	소음	궐음
좌간	재천	우간
1	6	5

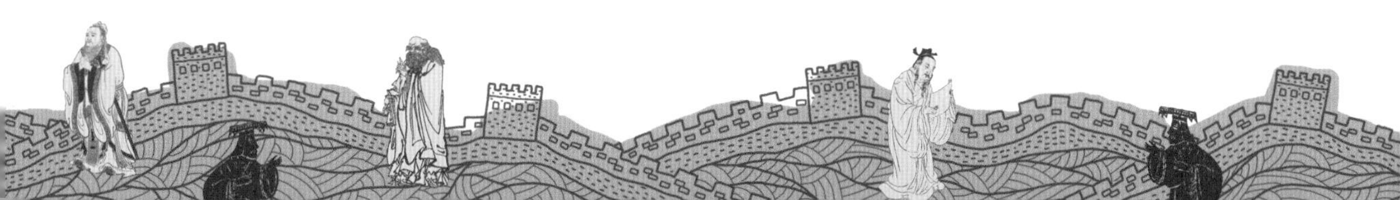

좌우간기에서 좌우의 기준을 보면 사천이나 재천에서 일관되게 좌우를 기준으로 삼은 것이 아니라 사천에서는 위에서 아래를 보는 관점에서 좌우를 잡고 재천에서 보면 아래에서 위를 보는 관점에서 좌우를 잡고 있다. 이것은 문왕팔괘방위에서 양의 기운은 시계 방향으로 회전하고 음의 기운은 반시계 방향으로 회전하는 것과 일치한다.

회전하는 순서는 바뀌지 않았지만 오운육기론에서는 회전하는 이해를 돕기 위해서 문왕팔괘방위의 태음, 소음, 궐음을 180도 회전시켜 놓은 것에 불과하다.

오운육기의 구성

주운은 목, 화, 토, 금, 수로 60갑자년 동안 항시 같고, 주기는 궐음, 소음, 소양, 태음, 양명, 태양으로 60갑자년 동안 항시 같다. 단지 객운은 갑기년에 초운이 토이며 일년객운의 흐름은 토-금-수-목-화로 되고, 자오년의 객기는 사천이 소음군화가 되며 일년객기의 흐름은 태양-태음-소음-궐음-소양-양명이 된다.

이렇듯 갑자년은 초운을 토로 잡고 사천을 소음으로 잡은 것은 초기 오운육기 학파들의 일 년 날씨에 대한 종합적인 고민의 산물일 것이다.

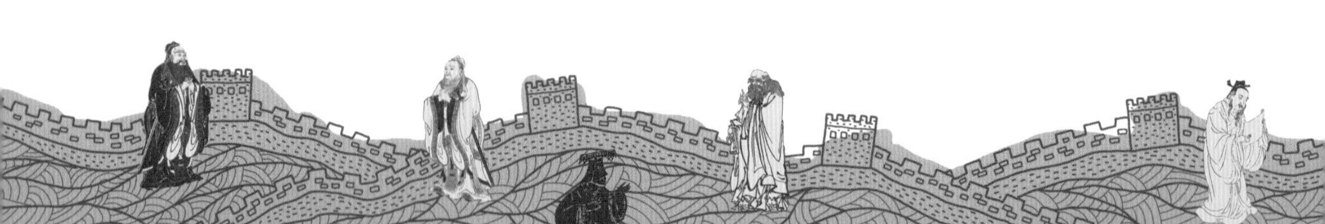

21. 一陽(소양), 二陽(양명), 三陽(태양)과 一陰(궐음), 二陰(소음), 三陰(태음)의 의미는?

앞에서 장개빈은 3음3양의 대소에 대하여 논하고 있다. 가장 양적인 것에서 음적인 것의 순서는 태양>양명>소양>궐음>소음>태음이라고 말하고 있다. 이러한 혼란은 한 단어를 가지고 어느 차원에서 얘기했느냐(즉 문왕팔괘로 설명했느냐, 아니면 복희팔괘로 설명했느냐)에 따라서 의미가 달라지는 데서 오는 것으로 보인다.

『음양별론』(소문 7권)에서 말하는 1양(소양), 2양(양명), 3양(태양)과 1음(궐음), 2음(소음), 3음(태음)의 각각의 대응이 있지만(『황제내경역해』 양유걸 편, 성보사.) 1, 2, 3이라는 것이 반드시 1<2<3을 의미하지는 않는다.

『음양류론』(소문 79권)에서 말하는 1양(소양), 2양(양명), 3양(태양)과 3음(태음), 2음(소음), 1음(궐음)은 경락의 유주와 분포 크기를 중심으로 설명하고 있다. 족태양 방광경은 경혈수와 분포가 제일 넓고 많으므로 태양이 3양임을 설명하고 있다. 그러나 3음인(족태음비경)은 21개 혈이고 2음인(족소음신경)은 27개 혈이며 분포 범위도 더 넓다.

이처럼 언어적 혼란이 장개빈뿐 아니라 황제내경 시대 (아니면 왕빙이 소문을 다시 편집했을 때의 오류일 수도 있다)에도 존재했었다고 보인다. 1양 2양 3양을 어떻게 분류하여 사용하든 본질적으로 해석자의 몫이고 그것이

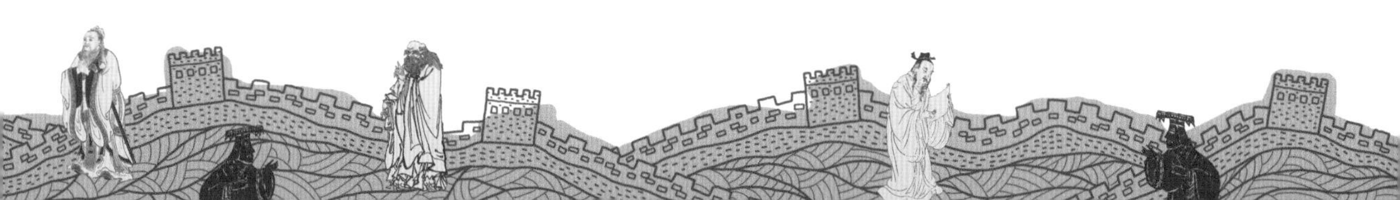

실제와 부합하면 그만큼의 의미가 있고, 맞지 않으면 그 의미는 그만큼 반감될 뿐이다. 단 한의학 이론의 연역적 전개의 핵심은 주역 원 텍스트(복괘와 괘사와 효사)가 아닌 주역괘상도(연역적 도구) 로 돌아간다는 것이다. 따라서 1, 2, 3 음양의 의미는 주역 문왕팔괘방위의 순서에서 온 것으로 보인다.

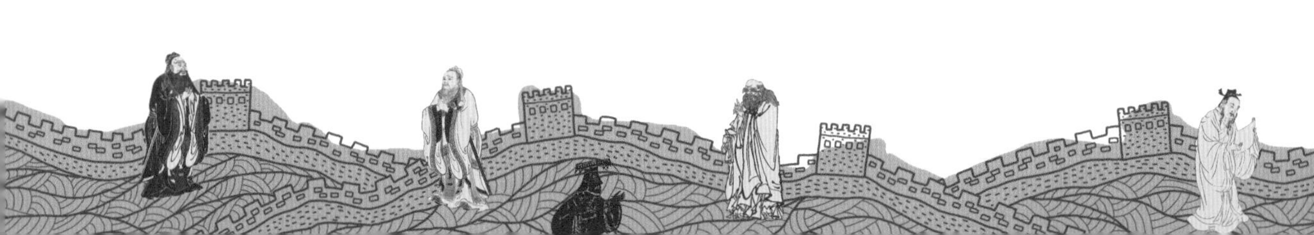

22. 주역의 구성 그리고 한의학 이론과의 관계는?

1. 원텍스트; 복괘 그림, 괘사, 효사

2. 공자십익이라는 논문; 단전상, 단전하, 상전상, 상전하, 계사전상, 계사전하, 문언전, 설괘전, 서괘전, 잡괘전

3. 설괘전에 나오는 글 속의 방위 설명에 의하여 2개의 방위도를 유추해서 그려 낼 수 있다. 이것이 송대의 소강절이 이름만 명명한 복희팔괘방위도와 문왕팔괘방위도이다. 원 텍스트 중 괘사의 내용을 보면 단전이나 상전의 이해가 맞다면 8괘의 단괘 모양과 상징이 서로 배속이 이루어진 후 본텍스트의 괘사가 만들어져야 하고 단전이나 상전의 해석이 맞지 않다면 단괘의 모양과 상징이 배속되기 전에 원 텍스트의 괘사 효사가 이루어졌을 수도 있다.

주역의 텍스트 퇴적층이 언제부터인지는 단전과 상전의 해석이 맞다는 전제하에서 복희팔괘방위도 본 텍스트 그리고 공자십익 순이 되고 공자십익 중 설괘전보다는 문왕팔괘방위도가 앞서거나 동시대적으로 판단된다.

주역의 괘사나 효사가 단전과 상전의 해석과는 상관없이 주술적 경험적 서술이라면 주역의 텍스트 퇴적층의 순서는 괘상도, 괘사, 효사, 원 텍스트, 복희팔괘방위도, 문왕팔궤방위도, 공자십익 순으로 보면 된다. 전자가 좀 더 합리적 주역 텍스트 퇴적층 순으로 보인다. 주역 원 텍스트는 문왕팔괘방위도가 없어도 구성과 해석이 가능하다.

그런데 문왕팔괘방위도는 한의학 이론의 상당수가 여기에서 나오는 것으로 황제내경 시대에 가장 권위 있는 음양 이론의 정수, 연역적 이론의 끝,

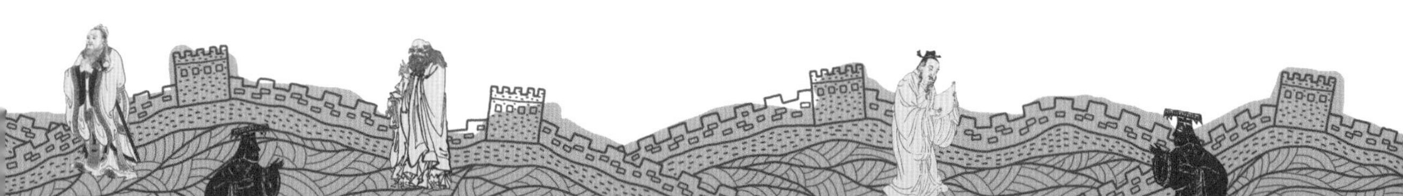

천제=하늘님, 현대 물리학에서 수학적 검증 등의 의미를 지닌 것으로 보인다.

황제내경 이전 시대의 경험적 의학 지식이 문왕팔괘방위도의 연역적 지식으로, 다시 말해 귀납적 지식에서 연역적 지식으로 전환하는 시기라고 할 수 있다.

초보적 해부 생리가 황제내경 이전 시대(전국시대 이전)에 이루어진 것을 문왕팔괘방위도와 음양오행론이라는 연역적 도구에 대입하는 과정 속에서 한의학 기초 이론이 정립된 것이다.

문왕팔괘차서 및 방위도에서 만들어진 한의학적 이론들을 보면 아래와 같다.

1. 경락의 유주 순서
2. 상한육경전병 순서 또는 소문열론에서 육기전병 순서
3. 오운육기론(예;갑기화토, 자오소음군화)
4. 장부상합

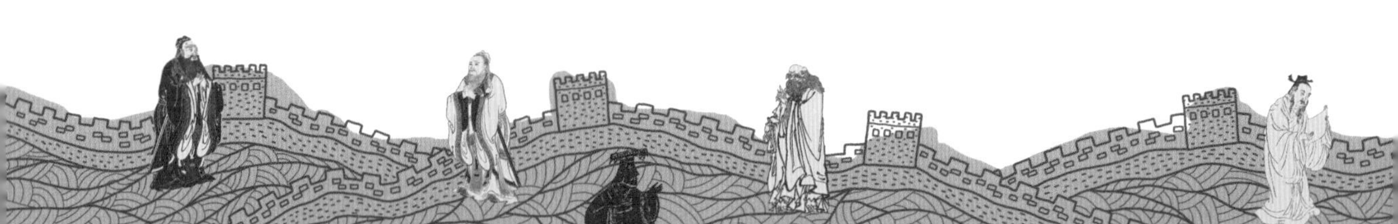

23. 한의학 이론 이해하는 데 왜 주역괘상도인가?

『황제내경』을 썼던 사람들이 주역괘상도를 통해 한의학 이론을 만들고 설명했기 때문에 낯설고 어색할지라도 주역은 몰라도 주역괘상도는 알아야만 된다. 한의학에서 주역의 활용은 주역 원 텍스트와는 거의 상관이 없으며 오직 주역괘상도와 오행 관련 그림(하도와 락서)들과 관련이 있다. 즉 주역 원 텍스트보다 후대에 이루어진 음양파와 오행파의 융합 과정에서 만들어서 주역 총론이 생성된 시기에 한의학 경험적 지식의 연역적인 이론화 과정이 있었던 것으로 보인다.

한의학에 주역괘상도(제1정리에서 제 7정리까지)는 한의학의 경험적이고 통계적인 지식의 이론적 근거로 활용된다.

음양오행론의 근거가 주역괘상도에 귀결되니 주역괘상도를 잘 알아야 한다. 음양오행론이 과학철학적인 면에서 과학이건 아니건 간에 일단은 그 전제를 인정한다면 최소한 그 하부 구조들은 상부 구조에 의해 설명이 가능해야 한다. 한의학의 기초 이론의 상당 부분이 놀라울 만큼 주역의 괘상도에 그 뿌리를 두고 있다.

한의학 기초 이론이 어디에서 왔는지를 알기 위해서 주역의 괘상도를 이해해야 한다. 여기에서는 주역 총론의 정리 일곱 가지에 대해서 간단히 설명하고자 한다.

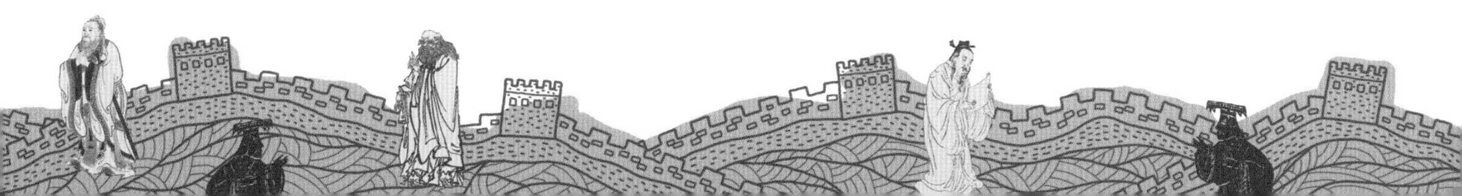

1. 팔괘취상도-제1 정리

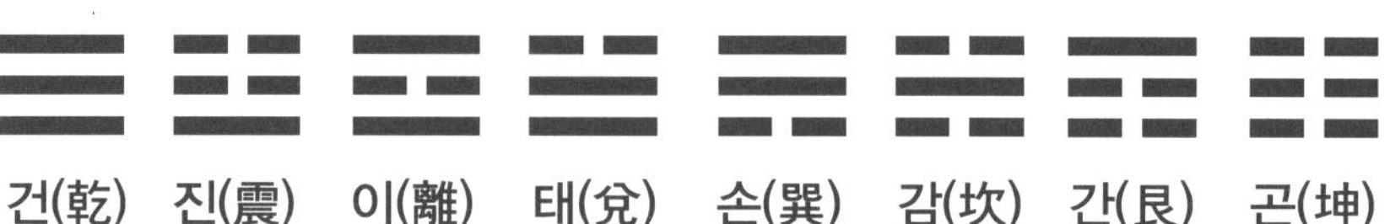

우주(자연)는 하늘, 번개, 불, 연못, 바람, 물, 산, 땅 이 여덟 가지로 이루어졌다.

2. 하도-제2 정리

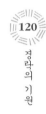

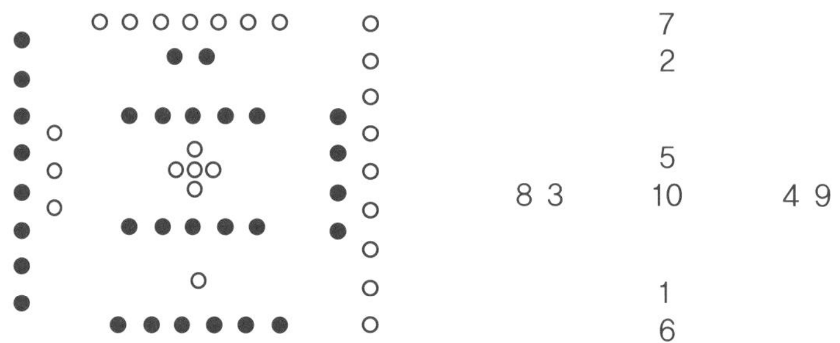

3. 락서-제3 정리

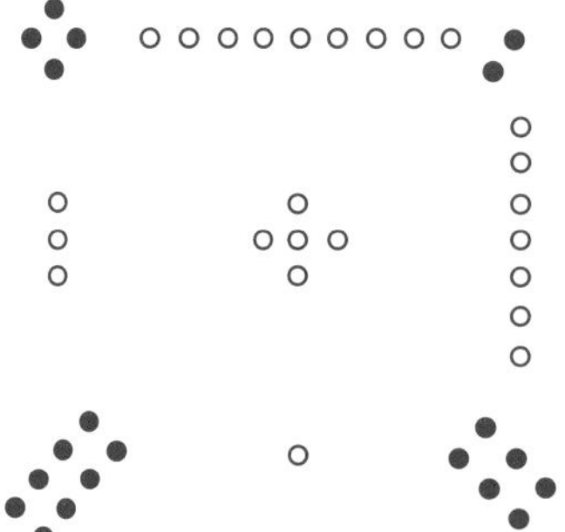

4	9	2
3	5	7
8	1	6

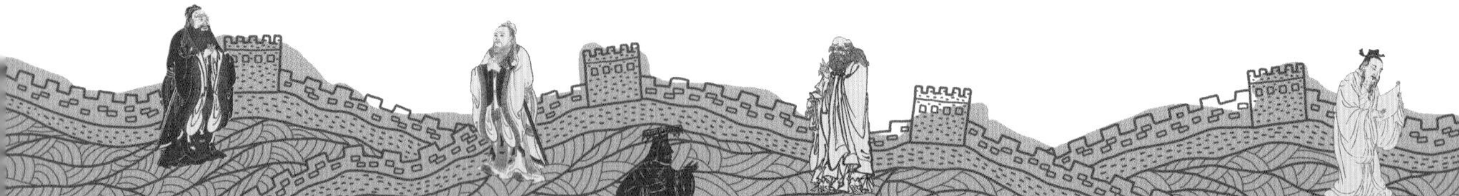

4. 복희팔괘차서 - 제4 정리

八	七	六	五	四	三	二	一	
坤	艮	坎	巽	震	離	兌	乾	4단계
太陰		少陽		小陰		太陽		3단계
陰				陽				2단계
太極								1단계

5. 복희팔괘방위 - 제5 정리

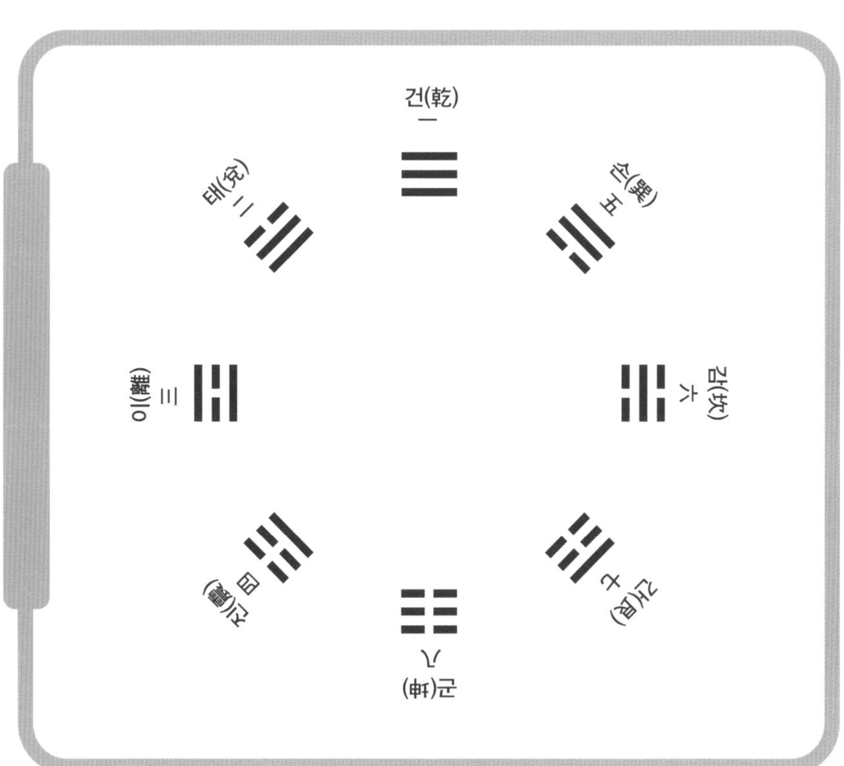

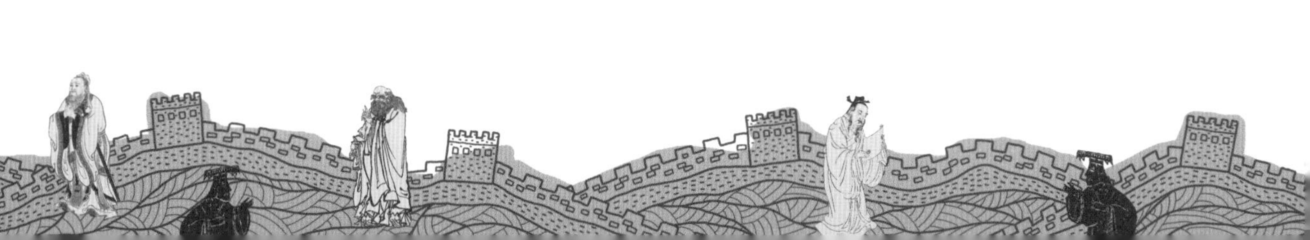

6. 문왕팔괘차서-제16 정리

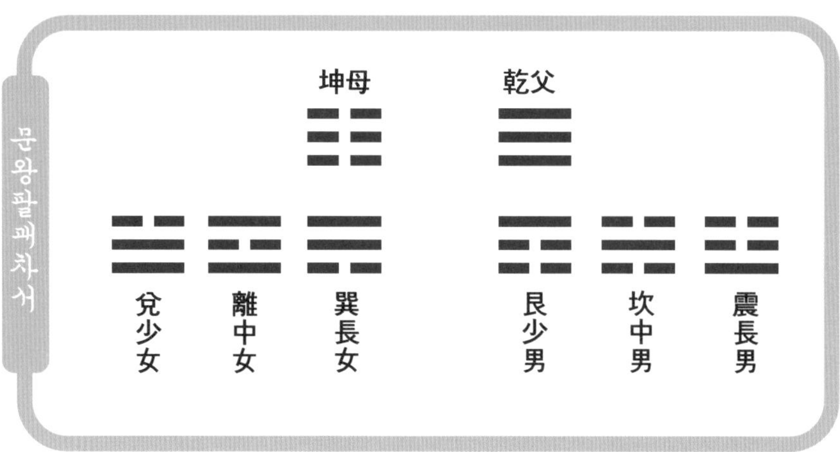

7. 문왕팔괘방위-제17 정리

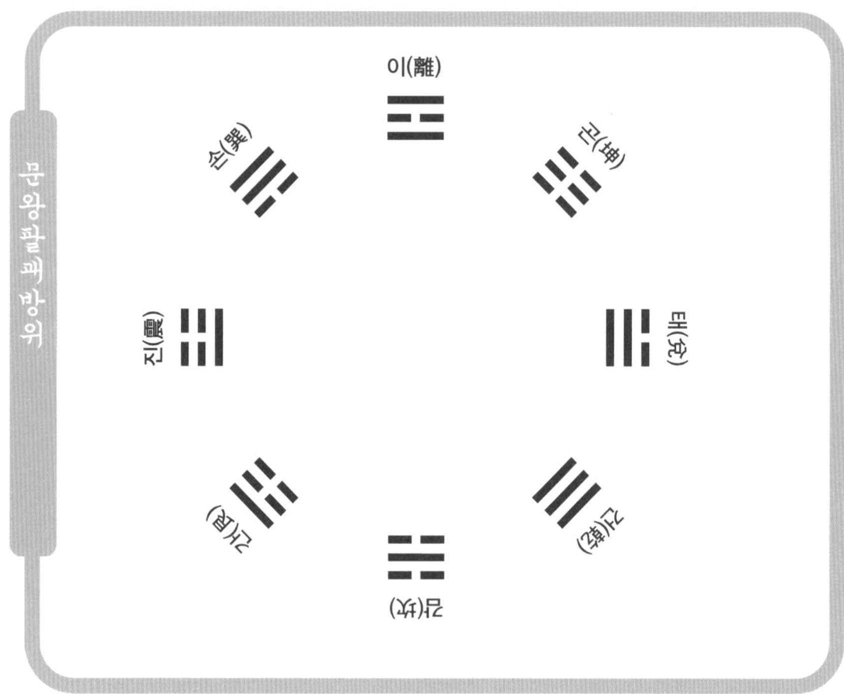

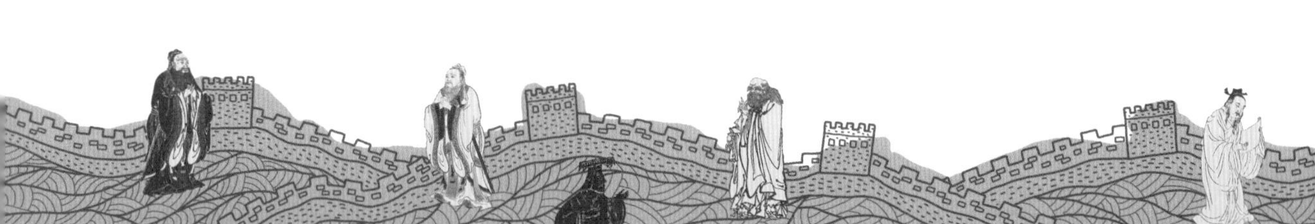

하도니 락서니 하는 이름에서 오는 편견으로부터 조금은 떨어져 나오기 위해 주역의 괘상도의 이름을 숫자로 명기해 보았다.

필자가 참고한 『원본집주 주역』(김혁제 지음)에서는 일곱 개의 괘상도가 있으나 설괘전에는 제5 정리와 제7 정리만이 있으니 후에 제2 정리를 분석한 후 만들어졌을 것으로 보인다.

그러나 논리 전개상 제4 정리 제5 정리 제1 정리가 선행되어야 함은 분명하다.

〈정리의 논리 전개 및 발생 순서〉

제4 정리 - 제5 정리 - 제1 정리(6가지 요소와 괘상 배속이 이루어진 것으로서 제1 정리) - 제6 정리 - 제7 정리

제2 정리와 제3 정리는 오행에 관한 것으로 나머지 주역과 상관없는 사족

제4 정리와 제5 정리 - 제1 정리 - 주역복괘로 이어지는 시스템과 제1 정리 - 제6 정리와 제7 정리 - 6기전병 및 오운육기, 경락 배속 등 한의학 이론 전반의 시스템

제4 정리와 제5 정리는 제6 정리와 제7 정리와 혼용해서 사용하지 않음이 원칙이나 혼용하는 일이 빈번한 탓에 많은 오류가 발생했다.

한의학 서적을 읽다 보면 그 이론의 바탕에 항상 주역괘상도의 원리가 있다. 허나 한의학에서 말하는 주역은 주로 괘상도(총론)에 해당하는 하도락서, 복희팔괘차서와 방위, 문왕팔괘차서와 방위 등이지 64괘의 괘상과 효상은 거의 무관하다.

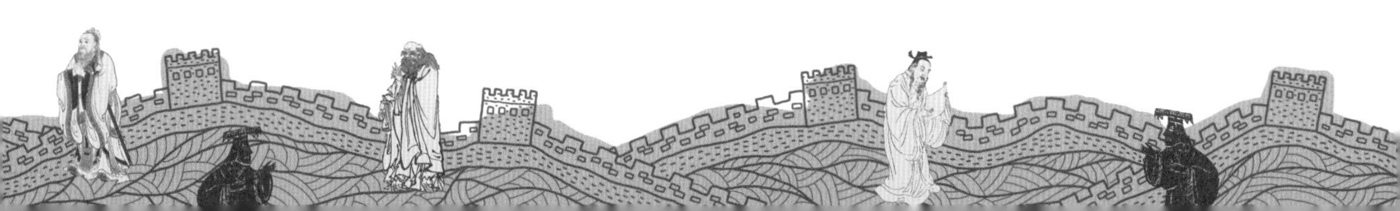

간혹 비(否)괘 등에 대한 단편적인 비유 부분은 있지만 거의 무관하다고 봐도 된다. 주역총론에 해당하는 하도니 락서니 이런 것은 도대체 무엇을 상징하고 무엇을 의미하는 것일까?

주역총론(괘상도)은 한 마디로 상수학이다. 소우주인 인간을 비롯해 우주 자연에 대한 이해를 위한 도구로써 숫자에 의미를 부여하는 학문이다. 숫자에 의미를 부여하는 것은 인간을 비롯해서 우주에 대한 직관적인 인식에서 비롯된다.

최초의 주역론자가 우주를 그렇게 이해했고, 주역을 받아들이는 사람은 그 전제 하에서 생각할 수밖에 없다. 아담이 사슴을 사슴이라 했으면 본질적으로 사슴이라는 명사를 받을 필요는 없지만 사슴이라고 했으니 그냥 사슴인 것이다. 최초의 주역론자는 우주를 여덟 가지 인자로 파악을 했고 그것을 괘에 이름 붙였다.

괘를 먼저 만들고 우주의 인자를 여덟 가지로 파악했을 수도 있다.

마찬가지다. 중요한 것은 하늘, 땅, 연못, 불, 번개, 바람, 물, 산 여덟 가지를 우주의 구성 요소로 이해했다는 것이다. 불교에서는 땅, 물, 불, 바람 4가지를 우주의 구성 요소로 인식했고, 여기에는 공리처럼 더 이상의 설명은 무의미하다.

1, 2, 3, 4, 5, 6, 7, 8까지의 여덟 가지 숫자는 하나씩 의미가 부여된다.
1은 천을 의미하고 건이라 한다.
2는 연못을 의미하고 태라 한다.
3은 불을 의미하고 리라 한다.
4는 번개를 의미하고 뢰라 한다.
5는 바람을 의미하고 손이라 한다.
6은 물을 의미하고 감이라 한다.
7은 산을 의미하고 간이라 한다.
8은 땅을 의미하고 곤이라 한다.

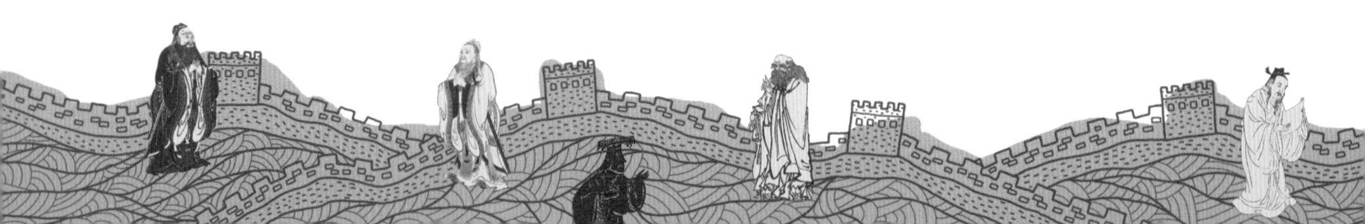

이렇게 8괘 취상도의 우주에 대한 이해는 8의 상수학이며 복희팔괘와 문왕팔괘의 기본 전제가 된다.(주역의 제1 명제)

하도를 보자.

중국 문명은 황하에서 시작되어 점차 주변으로 확장되어 갔다. 그 다음에 낙강洛江까지 문명권이 확장되어진다. 하도와 락서는 이런 연속성 상에서 이해하면 된다. 하河강에서 나온 그림이라는 뜻은 다시 말해서 락서에서 말하는 서書보다는 단순 상징이라는 뜻도 된다.

하도와 락서도 모두 상수학이다. 숫자에 의미를 부여하는데 그 의미가 구체적으로 하도와 락서에 의미가 부여되지 않았으니 그 의미는 의미를 부여하는 사람들의 몫이다.

하도와 락서에 의미를 부여한 것이 음양오행론 중 오행의 방위와 목화토금수의 배속이다.

주역이란 원 텍스트에 없는 오행에 관한 유일한 내용은 하도와 낙서가 유일하며 다른 계통에서의 이론이 나중에 편입된 것으로 보인다.

하도는 1, 1+5=6 水 북방
2, 2+5=7 火 남방
3, 3+5=8 木 동방
4, 4+5=9 金 서방
5, 5+5=10 土 중앙

동서남북방위와 목화토금수의 오행상생 배속으로 상수적 의미가 덧씌워졌다.

낙서는 1, 6 水
4, 9 金
3, 8 木

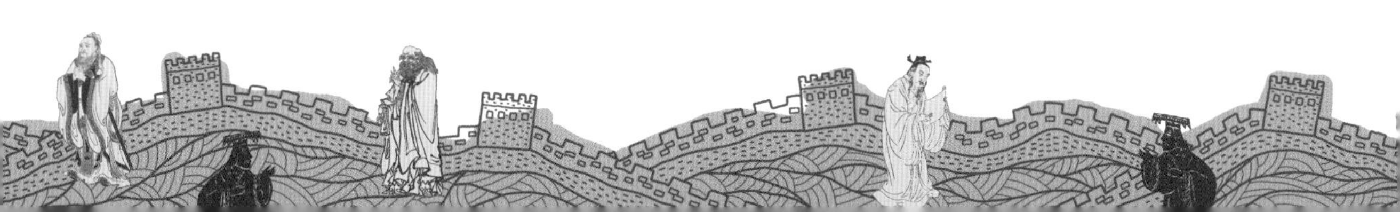

2, 7 火

5 土로 목화토금수의 오행상극 배속으로 상수적 의미가 덧씌워졌다

낙서는 오행 이론의 체계화 과정에서 상극을 설명하는 도구로 사용된 것으로 보이며, 시기적으로 하도보다 후대, 즉 전국시대 말기 이후에 상수적 의미가 덧씌워진 것으로 보인다. 여기에 금화교역이란 말로 금을 남방에, 화를 서방에 두고 방위의 달라짐을 설명하려 하는데 논리적이지 않을 뿐 아니라 견강부회하기까지 하다. 왜냐하면 단순히 금화교역 되었다면 낙서의 방위에서 6, 4, 8, 2는 동서남북의 정방이 아니기 때문이다. 낙서를 오행상극 배속의 상수적 의미 부여만으로도 충분한 도구라 생각된다.

복희팔괘차서를 보자.

음	양	음	양	음	양	음	양		
8땅	7산	6물	5바람	4번개	3불	2연못	1하늘	8	4단계
태음		소양		소음		태양		4	3단계
태음				태양				2	2단계
태극								1	1단계

우주는 태극으로 이루어졌고 이것은 태음과 태양으로 나뉘고, 다시 각각 둘로 나뉘어 4가 되고 다시 둘로 나뉘어 8가지가 된다는 것이다. 차서라는 것은 순서를 말하는데 태극을 나누다 보면 8가지로 나뉘는 규칙성을 보여주고 있다.

2단계에서 태양이 태음보다 더 양적인 것은 이론의 여지가 없다. 3단계에서 소음이 소양보다 양적일까? 그렇지 않다. 소양이 소음보다 양적이다.

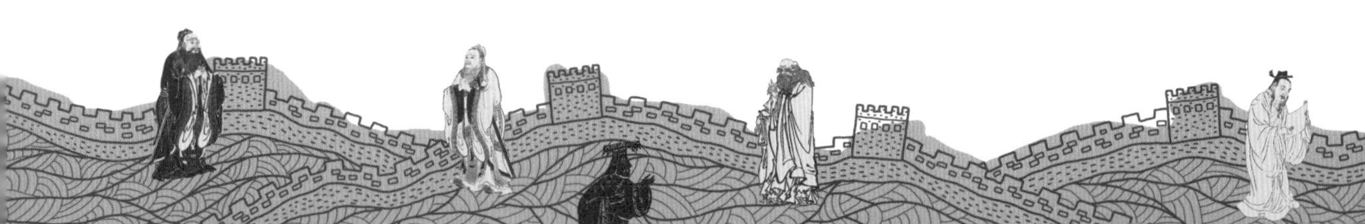

위치만 그렇게 차지하고 있다. 왜냐하면 2단계의 태음이 소양을 가지고 있기 때문이다.

4단계에서도 2연못이 3불보다 더 양적이지 않다. 그 속성은 3불이 더 양적이다.

그러면 4단계에서 1, 2, 3, 4, 5, 6, 7, 8의 순서적 배열은 어떤 기준이 있는가?

효의 벡터값(불가피하게 물리적 용어를 도용)이 1효>2효>3효이고, 1효>2효+3효라는 전제가 깔려 있음을 알 수 있다. 이 전제 하에 복희팔괘차서는 1, 2, 3, 4, 5, 6, 7, 8의 순서적 의미를 가지나 속성, 즉 상수학적 의미는 제1 전제의 의미를 그대로 가지고 있다.

복희팔괘차서는 상기의 의미이며 그 이상의 의미는 의미를 부여하는 자의 몫이고, 그 의미가 맞느냐 틀리냐는 부여한 의미가 실제의 생활, 자연, 인간 등에 부합하면 의미 있는 부합이고 틀리면 의미 없는 부합이며 틀린 부합이다.

복희팔괘방위

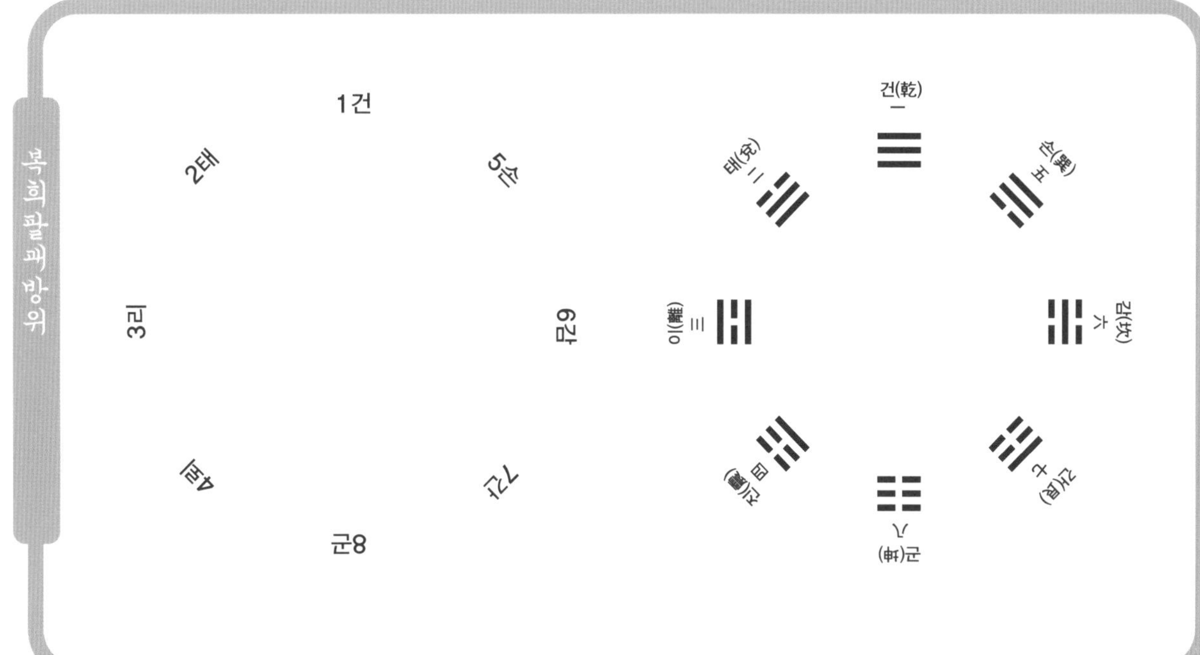

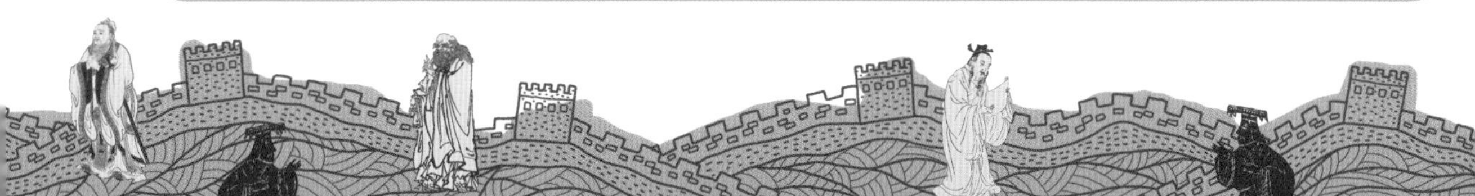

태양이 지구를 중심으로 낮 12시와 밤 12시를 건과 곤으로 하여 양의 기운이 올라오고 음의 기운이 내려가는 모습을 취상한 것이다.

복희팔괘방위는 양의 기운과 음의 기운 크기를 효의 벡터 값의 기준으로 한 순서, 즉 복희팔괘차서를 기준으로 하여 배열하고 있다. 복희팔괘방위의 의미는 1차적으로 상기의 의미이며 그 이상의 의미는 의미를 부여하는 사람의 몫이다.

문왕팔괘차서

한의학 이론의 기초를 문왕팔괘방위와 함께 문왕팔괘차서에서 주로 차용하고 있다.

어머니			아버지		
소녀	중녀	장녀	소남	중남	장남

문왕팔괘차서를 생각해 낸 사람은 가장 이상적인 가족 구성을 아버지 한 명과 어머니 한 명, 그리고 아들 셋, 딸 셋으로 생각한 것으로 보인다. 문왕팔괘 역시 복희팔괘와 마찬가지로 8괘의 상수적 의미, 즉 기본 성질은 동일하다.

첫째아들은 장남이라 말할 수 있고 이것은 진괘이며 상수학적 의미는 여전히 번개이다.

둘째아들은 중남이라 말할 수 있고 이것은 감괘이며 상수학적 의미는 여전히 물이다.

셋째아들은 소남이라 말할 수 있고 이것은 간괘이며 상수학적 의미는 여전히 산이다.

첫째딸은 장녀라 말할 수 있고 이것은 손괘이며 상수학적 의미는 여전히 바람이다.

둘째딸은 중녀라 말할 수 있고 이것은 리괘이며 상수학적 의미는 여전히

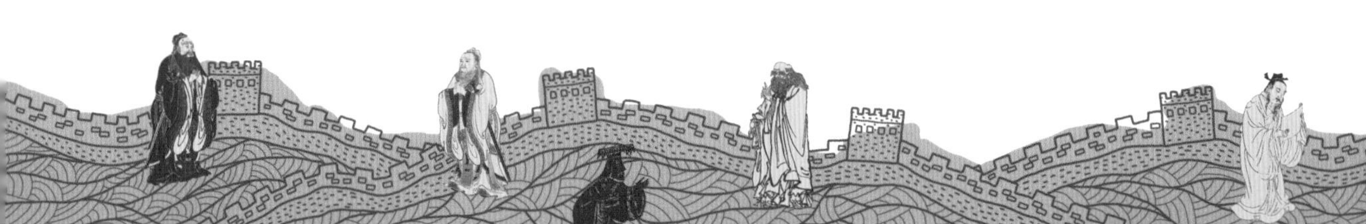

불이다.

셋째딸은 소녀라 말할 수 있고 이것은 태괘이고 상수학적 의미는 여전히 연못이다.

여기서 자오소음군화라는 명제를 설명하면 다음과 같다.

자오는 앞에서 이미 설명했고 소음이 왜 군화와 배속되었을까? 여기서 말하는 소음이라는 것은 작은 음(복희팔괘에서 말하는 소음과는 의미와 차원이 다름)이라는 의미가 아니라 둘째딸 중녀를 의미한다. 그러므로 중녀 군화 즉 소음군화가 되는 것이다.

정리해보면,

장남 = 첫째아들 = 소양 = 번개 = 상화

중남 = 둘째아들 = 태양 = 물 = 한수

소남 = 셋째아들 = 양명 = 산 = 조금

장녀 = 첫째딸 = 궐음 = 바람 = 풍목

중녀 = 둘째딸 = 소음 = 불 = 군화

소녀 = 셋째딸 = 태음 = 연못 = 습토

와 같이 유추되고 배속되어진다.

문왕팔괘의 남녀에 대한 속성의 인식은 현재의 일반적인 한국 사회의 통념보다 훨씬 덜 이분법적이다. 남녀의 차이는 성기의 들어가고 나오고의 차이일 뿐 불 같은 사람인지 물 같은 사람인지는 그 내재적 인자에 의해 결정된다고 인식하고 있다.

다시 한의학적 명제 소음군화라는 것은 소음이 성별을 나타낼 뿐 성질을 의미하지 않는다는 것이다. 복희팔괘차서에서 소음이 아니라는 것이다. 복희팔괘에서의 소음은 태음보다 덜 음적인 작은 음을 가리키지만 문왕팔괘에서의 소음은 작은 음을 가리키지 않는다.

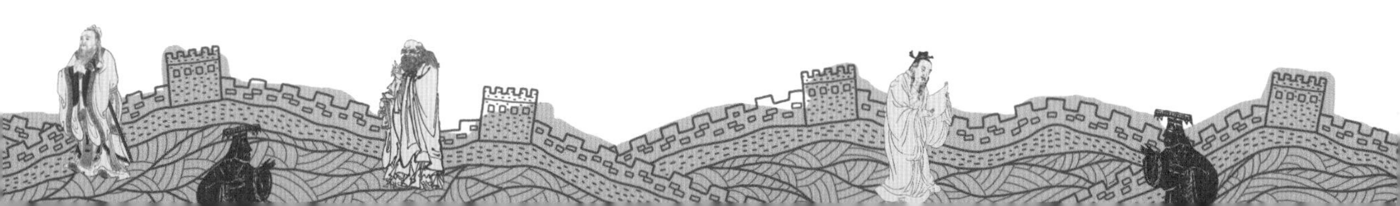

24. 『동의보감』에 나오는 그림 간, 심, 비, 폐, 신은 어떻게 이해해야 할까?

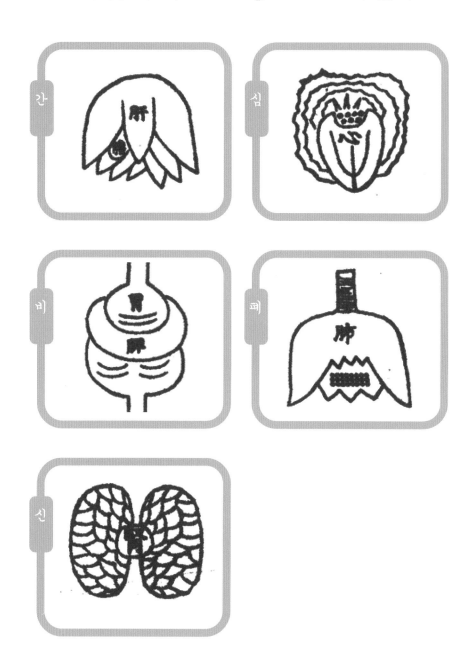

간

심

비

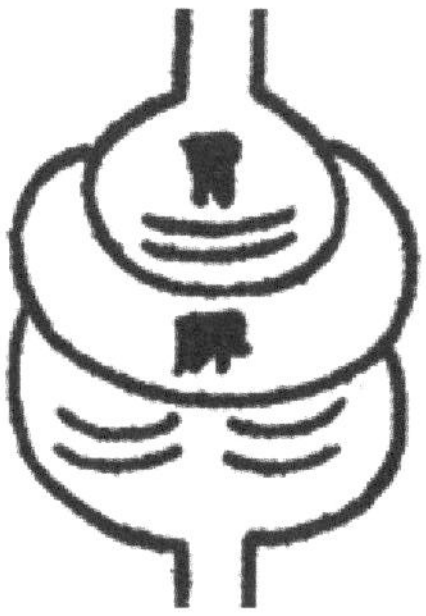

폐

신

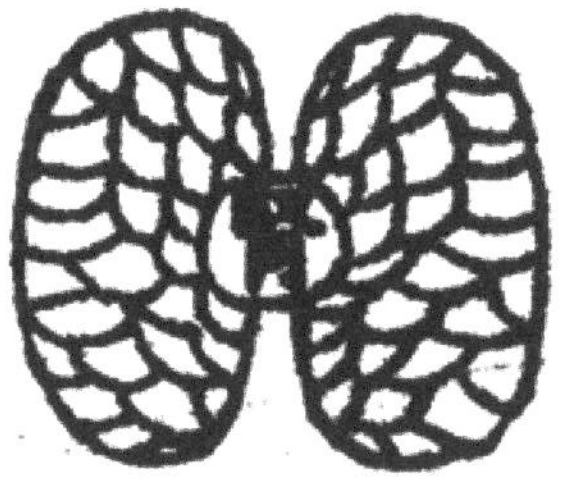

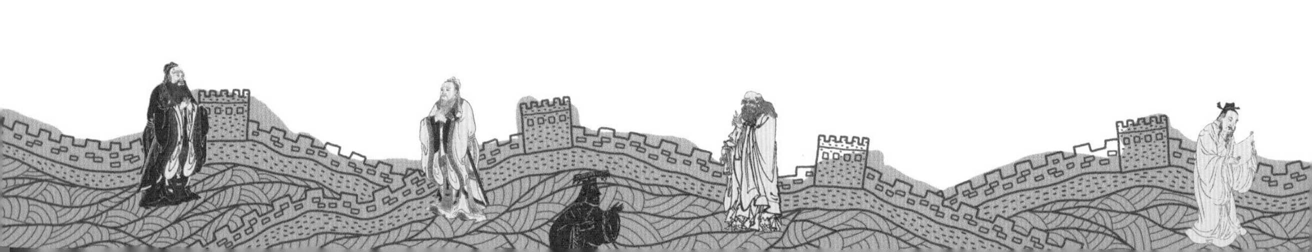

현대 해부학을 배운 사람이라면 『동의보감』의 간, 심, 비, 폐, 신을 보고 한 마디로 난감한 경험을 해 봤을 것이다. 일반적인 의대생이나 의사라면 코웃음을 치고 말았을 것이고, 그 나름 시대적 한계성을 인정하며 그 가치에 의미 부여를 할 수도 있을 것이다. 그런데 한의학도는 한의학계의 의성이 쓴 작품인 만큼 어떤 의도가 담겼을 거라 여기며 위안하는 선에서 머무는 게 고작이었다. 또한 관념론으로 접근하는 사람도 있을 것이고, 형상 의학적으로 접근하는 사람도 있을 것이다.

한의학적인 간이 현대 의학에서 말하는 'liver'는 분명히 아니다. liver를 포괄하는 그 무엇이다. 허나 간肝이라는 최초의 인식은 그런 의미들이 부여되기 전에는 분명 해부학적인 liver인 것이다.

그런데 왜 이렇게 이상 망측한 그림으로 변해 버린 것일까? 해부 기술이 서툴러서 그렇게밖에 표현 못 한 것은 아닐까? 아니면 우리가 알지 못하는 심오한 뜻이 담긴 것일까?

중국 고대사의 벌칙이 얼마나 끔찍했고 자세한지는 『사기』 등의 고전에 자세히 나와 있다. 껍질을 벗겨 죽이는 것은 일도 아니고 부위별로 잘라 죽인 다음 그것을 그리게도 했다. 때로 피 한 방울 나오지 않게 껍질을 벗겨야지 피가 나오면 형을 가하는 사람까지 그 벌을 받게 했을 정도였다.

바로 거기에 답이 있다고 봐야 한다. 수수께끼처럼 보이는 이 문제는 의외로 간단하다. 동양의 해부학이 서툴러서가 아니다. 형벌의 잔혹함 같은 이유가 다는 아니겠지만, 『난경難經』 42난에 나오는 장부臟腑의 길이나 중량 등은 현대 의학과 거의 일치한다는 사실을 생각해 봐야 한다. 『동의보감』에 나오는 간에 대한 서술도 현대 의학의 설명과 그리 다르지 않다.

문제는 『동의보감』의 간을 그린 화가가(그것이 누구였건 그림을 그린 사람) 인간을 한 번도 해부해 보지 않은 사람이라는 것이다. 『동의보감』 문장을 읽고 그 이해를 바탕으로 간을 그렸을 뿐이라는 것이다.

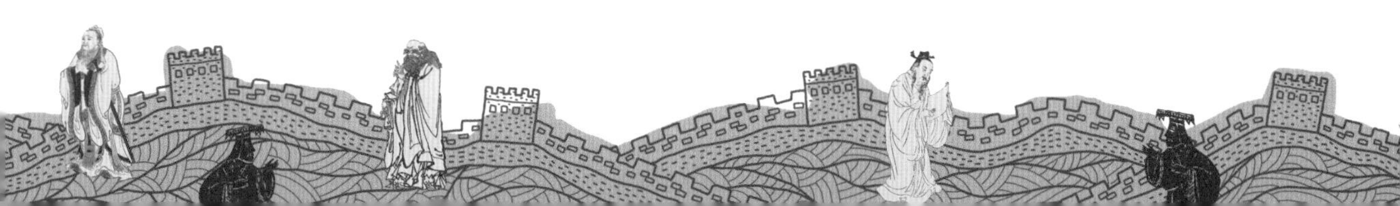

참고로 초보적 해부학에 바탕을 둔 『동의보감』의 신형장부도에서 보면 비가 위에 있으나 오장육부 편 비의 그림에는 비脾가 위胃의 아래에 있음을 알 수 있다.

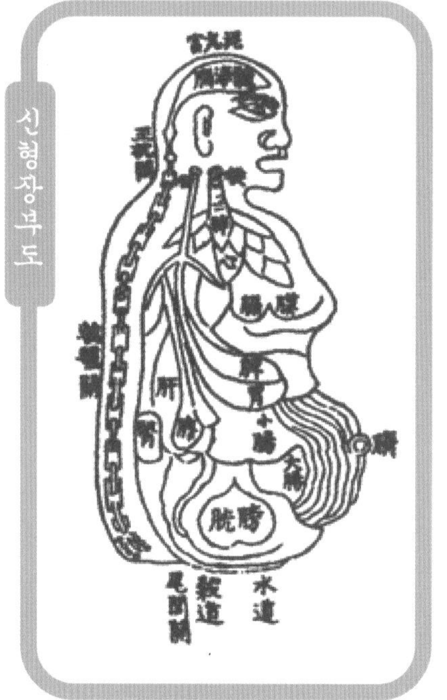

신형장부도

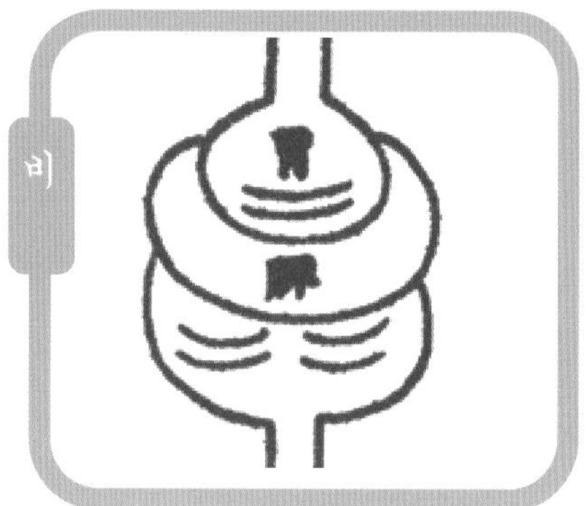

비

이 또한 『동의보감』의 오장육부 편 간, 심, 비, 폐, 신에 대한 설명을 읽고 그 이해를 바탕으로 그린 그림임을 알 수 있는 증거이다. 만약 의심스러우면 현대 의학적 간, 심, 비, 폐, 신에 대한 해부학 지식이 없는 그림 솜씨 있는 어린아이에게 동의보감에서 다루는 간이든 심장이든 말하지 말고 간이나 심 문장을 읽어 주고 그리게 해 보라. 위의 그림들과 거의 똑같이 그리는 것을 바로 확인할 수 있을 것이다. 그런 까닭에 더 이상 동의보감의 간, 심, 비, 폐, 신을 보고 당혹해 할 필요도 부끄러워 할 필요도 그 이상의 의미를 부여할 필요도 없다. 그 그림에 또 의미를 부여하여 어떤 현상을 설명해도 맞을 수도 있고 틀릴 수도 있다.

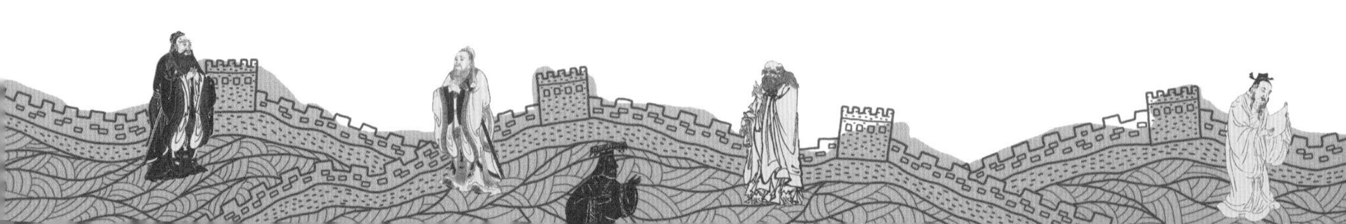

임상의는 어떤 식으로든 환자의 고통을 해소해 줄 수 있는 방법이 있다면 그것으로 충분하다.

허나 그림의 본질은 분명 알고 있어야 한다고 생각한다.
예를 들어보자.

동의보감 심 원문

心形象
心 形於未敷蓮花 中有九空 以導引天眞之氣 神之宇也
心有七孔三毛 七孔 以應北斗七星 三毛 以應三台
故 心之誠則天無不應也
心包絡 實乃裏心之膜 包于心外 故 日 心包絡也
心 形如未開蓮花 上大下銳 倒縣着肺

해석
심의 형상은 다 펴지지 않은 연꽃 모양이며 가운데에 구멍이 아홉 개가 있고 하늘의 진기를 이끌며 신이 머무는 집이다.
심은 구멍이 일곱 개이고 세 개의 터럭이 있으며 일곱 개의 구멍은 북두칠성에, 세 개의 터럭은 삼태성에 응한다.
그러므로 심이 지성이면 하늘이 응하지 않음이 없다.
심포락은 실제로는 심의 막이며 심의 외측을 싸고 있는 고로 심포락이라고 한다.
심은 형상이 다 펴지지 않은 연꽃 모양이고 위가 넓고 아래가 예리하며 폐에 매달려 있다.

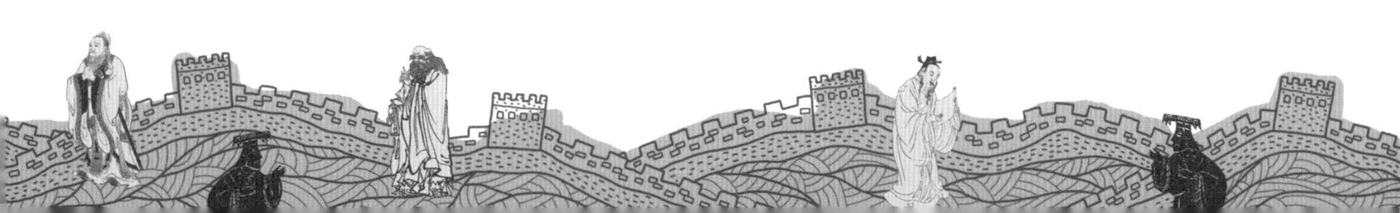

문; 이것은 무엇일까요?(선으로만 그려 주세요.)

이것은 다 피지 않은 연꽃 모양입니다. 위가 넓은 편이고 아래는 날카로운 편입니다. 그 안에 작은 구멍이 일곱 개가 있고 터럭이 세 개가 나 있습니다. 신비스러운 분위기의 막이 이것을 감싸고 있습니다.

다 그렸습니까?

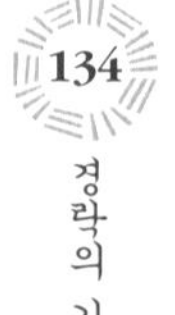

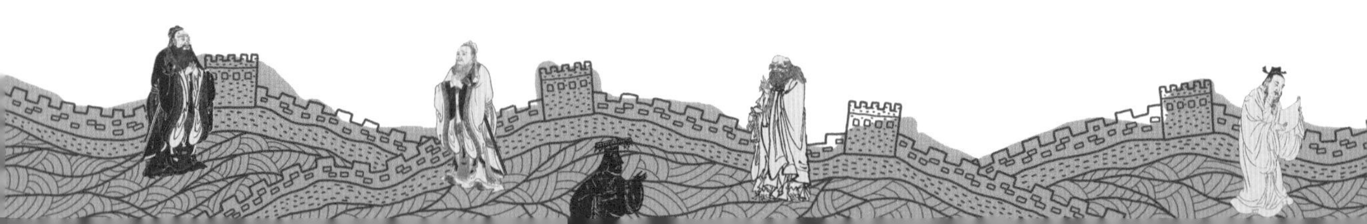

25. 비장은 무엇을 가리키는가?

한의학에서는 비장脾臟을 양의학에서의 스플린spleen과 다르게 인식한다. 스플린을 비장으로 번역하는 것은 비장이 스플린이 아닌데 일본 사람들이 오역했고, 그것이 이미 통용되었으므로 어찌할 수 없지만, 오히려 판크레아스pancreas가 비장이라고 말한다.

현재의 한의학적 장부는 최초의 해부학적 장부에서 황제내경 시대에 장상학설로 바뀌어 만들어진 추상적인 이미지이기 때문에 상기의 설명이 맞다. 그러나 전국시대 이전에 씌어진 문헌에 좌비우간이라고 한 것을 보면, 비장은 스플린을 일컬었음이 분명하다. 해부학적인 스플린이 시대적 제한으로 인해서 생리적 역할을 모르는 상태에서 오행상 토土에 준하는 정체적 유추를 통해서 생리적 기능이 추정된 것이다. 현대 생리학적 관점에서 토의 역할을 하는 것이 스플린이 아니고 판클레아스인 것이다.

과거의 것이니까 틀릴 수 있는 것이고, 틀리는 것은 당연한 것이다. 그런 설명 없이 비장이 스플린이 아니고 판크레아스라고 한다면 판크레아스도 비장과 일치하지 않는다. 장상학藏象學적인 비의 개념에 판크레아스가 동일시되지 않기 때문이다. 단지 스플린은 전혀 토의 개념을 가지지 않으니 그나마 판크레아스가 비에 가까울 뿐이다.

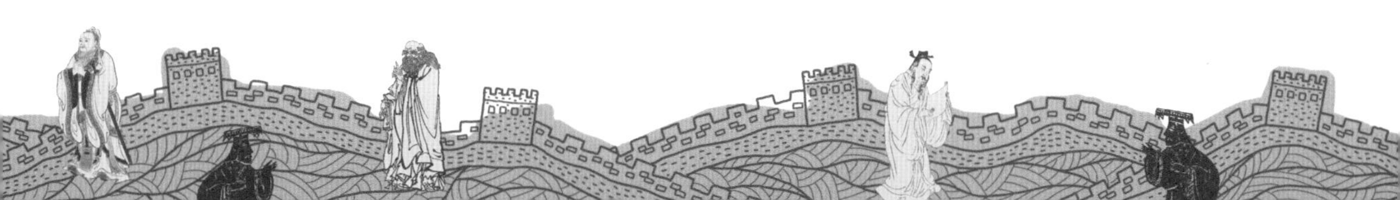

26. 참고1

「正經鍼法과 董氏鍼法의 歷史的 比較意義」
(『실용동씨침법』, 최문범 · 곽동욱 · 이정훈 편저, 대성의학사, p.3~p.10)

27. 참고2

『음양오행설의 기원』(諸子書를 중심으로) 德田 장봉혁

#선천팔괘의 음양대대

陽卦: 乾 震 坎 艮

陰卦: 坤 巽 離 兌

#후천팔괘의 음양대대

陽卦: 乾(父),震(長男),坎(中男),艮(少男)

陰卦:坤(母),巽(長女),離(中女),兌(少女)

–『음양오행설의 기원』 중에서

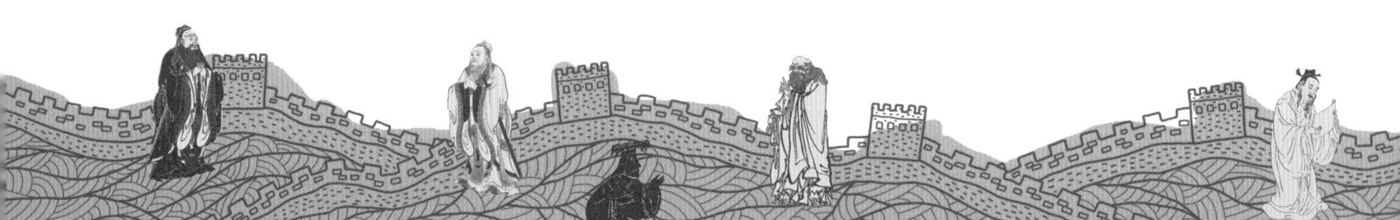

-사견-

선천팔괘=복희팔괘

후천팔괘=문왕팔괘

선천팔괘와 후천팔괘의 음양대대가 같을 수 없다. 선천팔괘의 양괘는 건태리진이고 음괘는 곤간감손으로 각기 음양대대해야 복희팔괘괘상도와 복희팔괘차서의 의미에 맞다. 즉,

양괘:乾1 兌2 離3 震4

음괘:坤8 艮7 坎6 巽5

양은 상승하고 4-3-2-1하고, 음은 하강한다. 5-6-7-8

아래의 복희팔괘차서에서도 음은 5, 6, 7, 8이고 양은 1, 2, 3, 4이다.

1, 3, 5, 7을 양으로 2, 4, 6, 8을 음으로 보는 것은 기수와 우수적 관점에서만 그렇다.

八	七	六	五	四	三	二	一	
坤	艮	坎	巽	震	離	兌	乾	4단계
太陰		少陽		小陰		太陽		3단계
陰				陽				2단계
太極								1단계

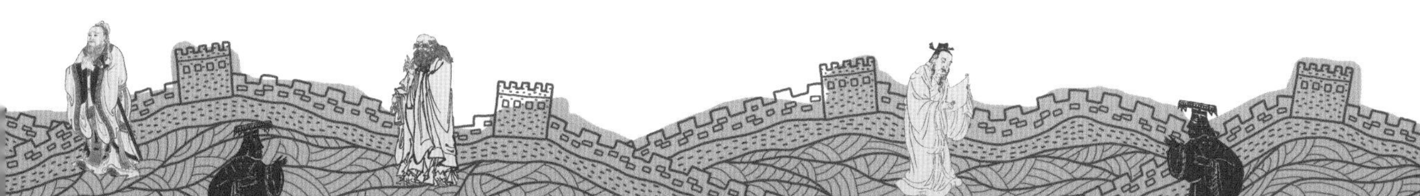

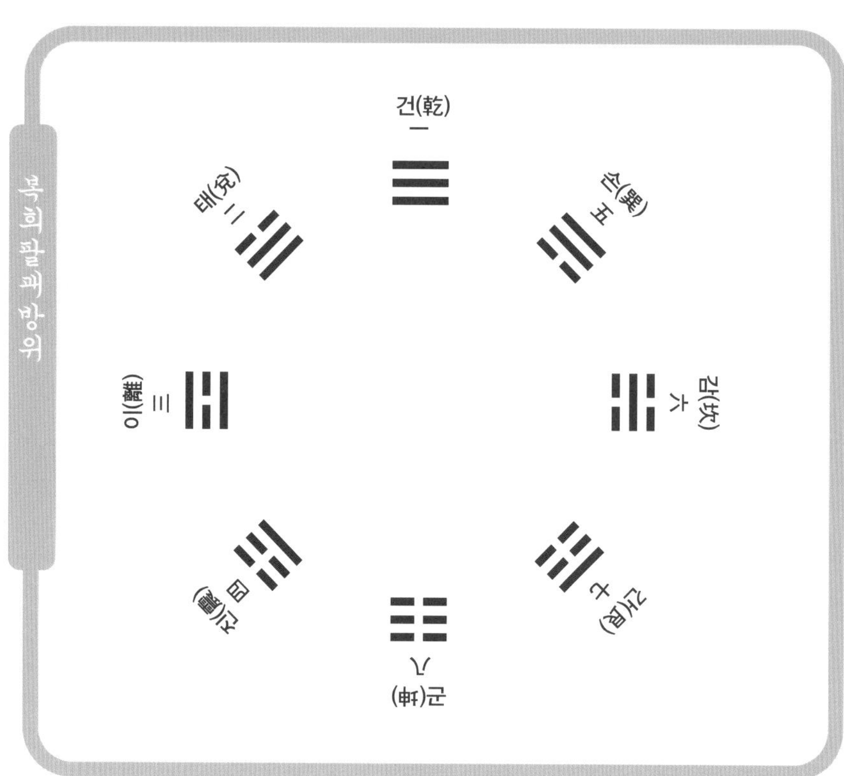

따라서 복희팔괘의 음양대대는
양괘; 乾1 兌2 離3 震4
음괘; 坤8 艮7 坎6 巽5이어야 한다.

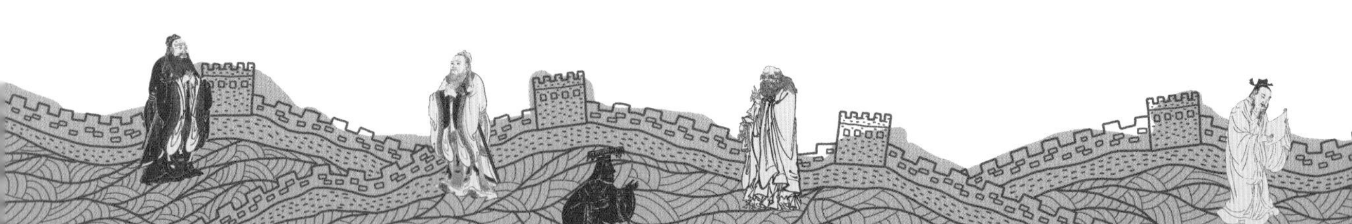

문왕팔괘차서의 음양대대는

어머니			아버지		
소녀	중녀	장녀	소남	중남	장남

소녀 (태음)　　　　　소남(양명)

중녀 (소음)　　　　　중남(태양)

장녀 (궐음)　　　　　장남(소양)

#후천팔괘의 음양대대

陽卦; 乾(父), 震(長男), 坎(中男), 艮(少男)

陰卦: 坤(母), 巽(長女), 離(中女), 兌(少女)

후천팔괘의 음양대대는 이론의 여지가 없이 상기와 같다.

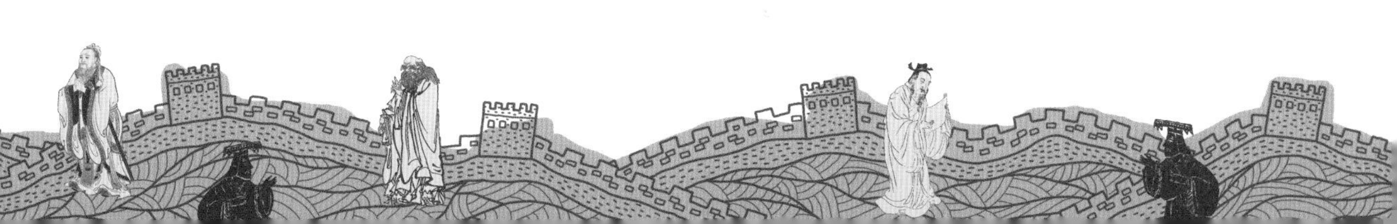

28. 참고 문헌

1. 『황제내경역해』「소문」, 양유걸 편, 성보사
2. 『황제내경역해』「영추」, 양유걸 편, 성보사
3. 원본 『동의보감』 신증판, 허준 저, 남산당
4. 원본 편주 『의학입문』, 상권, 이천, 남산당
5. 원본 편주 『의학입문』, 하권, 이천, 남산당
6. 『유경』, 상권, 장개빈, 대성문화사
7. 『유경』, 하권, 장개빈, 대성문화사
8. 『유경도익』, 장개빈, 대성문화사
9. 원본 집주 『주역』, 김혁제 교열, 명문당
10. 『침구대성』, 양계주 저, 문광도서유한공사인행
11. 『과학철학이란 무엇인가』, 박이문 저, 사이언스북스
12. 『황제내경개론』, 용백견 저, 논장
13. 『정좌수행의 이론과 실제』, 남회근 저, 논장
14. 『실용동씨침법』, 최문범 · 곽동욱 · 이정훈 편저, 대성의학사
15. 개정증보판 『침구치료학』, 임종국 저, 집문당
16. 『침구학 상』, 전국한의과대학침구 경혈학교실 편저, 집문당
17. 『침구학 하』, 전국한의과대학침구 경혈학교실 편저, 집문당
18. 『Martini핵심해부생리학』 제4판, 도서출판 바이오사이언스
19. 『대한한사전』, 장삼식 편, 교육서관
20. 『신완역주역』, 김경탁 역저, 명문당

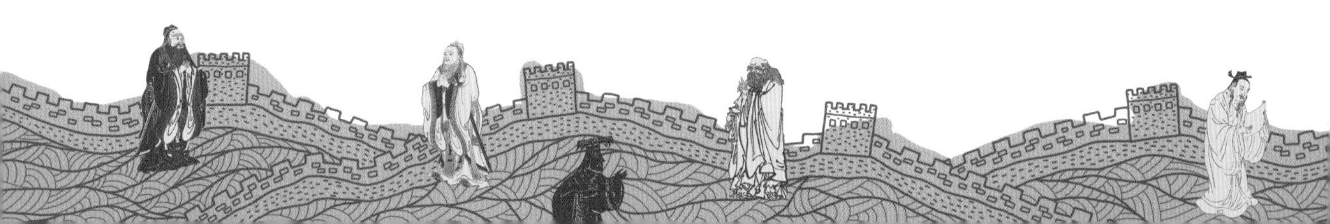